U0353819

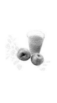

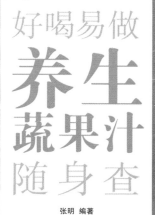

好喝易做

养生
蔬果汁
随身查

张明 编著

天津出版传媒集团
天津科学技术出版社

图书在版编目（CIP）数据

好喝易做养生蔬果汁随身查/张明编著. —天津：天津科学技术出版社，2013.6（2024.3重印）

ISBN 978-7-5308-7975-7

Ⅰ.①好… Ⅱ.①张… Ⅲ.①蔬菜—饮料—食物养生②果汁饮料—食物养生 Ⅳ.① R247.1

中国版本图书馆 CIP 数据核字（2013）第 125979 号

好喝易做养生蔬果汁随身查

HAOHE YIZUO YANGSHENG SHUGUOZHI SUISHENCHA

策划编辑：杨　譞

责任编辑：孟祥刚

责任印制：兰　毅

出　　版：天津出版传媒集团
　　　　　天津科学技术出版社

地　　址：天津市西康路 35 号

邮　　编：300051

电　　话：（022）23332490

网　　址：www.tjkjcbs.com.cn

发　　行：新华书店经销

印　　刷：鑫海达（天津）印务有限公司

开本 880×1230　1/64　印张 5　字数 144 000

2024 年 3 月第 1 版第 2 次印刷

定价：58.00 元

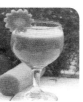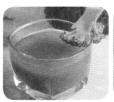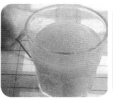

也许你想不到，蔬果汁竟有着神奇的养生治病功效！

普普通通的蔬菜水果，一经巧妙搭配，榨成清爽可口的蔬果汁，对症饮用，便可治病。根据不同体质，不同季节，辨清蔬果的四性五味，蔬果汁也可以养生。

有了天然温和的蔬果汁疗法，应对常见小病小痛时，各种苦涩难咽又有副作用的药物就不再是缓解治疗病痛的唯一选择。对症榨杯好喝的蔬果汁，轻轻松松，即可祛除病痛。比如说，咳嗽痰多，就喝些柳橙菠菜汁、白萝卜雪梨橄榄汁吧，帮你止咳化痰。痛经、生理期不适，姜枣橘子汁，就是你最好的药，帮你轻松度过生理期。巧妙发挥各种蔬菜水果的治病养生功效，科学搭配榨成蔬果汁，只要对症饮用，调理身体，或补益，或强身，或解毒，或滋养，无论日常小疾或亚健康，还是顽固的慢性病，都可见效，堪称防病治病不用药。

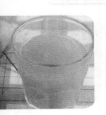

好喝易做的蔬果汁，还可以帮助我们日常养生，调理身体、增强体质也不再靠吃各种蛋白粉或营养补剂，不同人群，只需根据自身体质需要，遵循季节变化，每天喝杯蔬果汁，轻轻松松保健康。春季里，一杯哈密瓜草莓牛奶果汁，补充营养，滋阴补阳。夏季里，一杯黄瓜葡萄香蕉汁，清热去火，增强食欲。秋季里，一杯哈密瓜柳橙汁，补充营养，清热解燥。冬季里，一杯茴香甜橙姜汁，温经散寒，养血消瘀。

本书堪称一部集调理、补身、防病、治病、减肥、美容于一体的自制蔬果汁百科全书，用通俗的文字介绍了300多种有利于身体健康的蔬果汁的制作方法，教你通过蔬菜、水果的巧妙搭配，制作出色香味俱佳的养生蔬果汁，涵盖果汁、蔬菜汁、蔬果汁、花草药茶……

从今天起，每天喝杯鲜榨蔬果汁，用蔬果汁解决你和家人的健康问题！榨汁机就是你的私家药房！

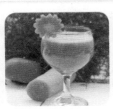

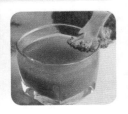

目录

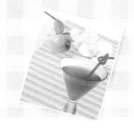

第3章   美容养颜的蔬果汁

第4章 减肥塑身的蔬果汁

消脂瘦身 102

排毒纤体 109

第5章 对症治病蔬果汁

第6章　不同人群的养生蔬果汁

第7章　**四季养生蔬果汁**

第8章 **特色蔬果汁，特效养生法**

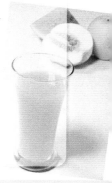

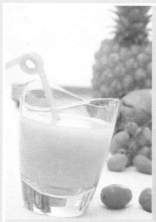
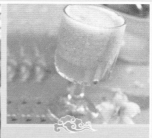

第 **1** 章
学做养生
蔬果汁

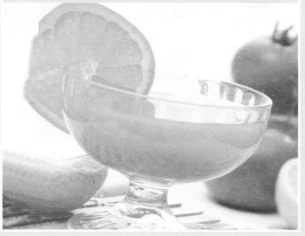

常见蔬果的养生功效

西瓜▶

西瓜性寒味甘，归心、胃、膀胱经；富含维生素C以及钙、磷、铁等矿物质。

○功效

清热解暑、生津止渴、利尿除烦；主治小便不利、中暑、解酒毒等症。

○产季

5～10月

◀木瓜

木瓜性平微寒，味甘，含有丰富木瓜酶，维生素，钙、磷等矿物质等。

功效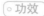

○产季

全年

防治高血压、肾炎、便秘，促进消化，还可抗衰老、美容丰胸、护肤养颜。

香蕉▶

香蕉性寒味甘，含有丰富的蛋白质、膳食纤维钾、维生素A、维生素C等。

○功效

清热解毒、润肠通便、润肺止咳、降低血压。其中的色氨酸有安神、抵抗抑郁的作用。

○产季

全年

苹果▶

苹果性平味甘酸，微咸。富含锌、膳食纤维和果胶，以及多种维生素。

功效

生津止渴、润肺除烦、健脾益胃、养心益气、润肠、止泻、解暑、醒酒。

产季

7～11月

◀菠萝

菠萝味甘微酸，性微寒。含有大量果糖、维生素、柠檬酸和蛋白酶等。

功效

产季

全年

清热解暑、生津止渴、利小便，可治身热烦渴、腹中痞闷、消化不良等症。

葡萄▶

葡萄性平味甘酸，含有矿物质钙、铁、蛋白质以及多种维生素B，以及类黄酮。

功效

补肝肾、益气血、开胃、生精液和利小便。

产季

7～10月

◀橙子

橙子性凉味酸，富含丰富的维生素C、β-胡萝卜素、钙、磷、钾、柠檬酸、橙皮甙以及醛、醇、烯等物质。

产季

10月至次年2月

功效

行气化痰、健脾暖胃、助消化、解酒。

橘子▶

橘子性温味甘酸。富含维生素C和柠檬酸。

○功效

开胃理气、润肺止咳，主治胸膈结气、口中干渴、肺热咳嗽及饮酒过度。

○产季

9月至次年3月

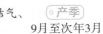

◀草莓

草莓性凉味甘酸，富含维生素C、葡萄糖、果糖、柠檬酸、苹果酸、胡萝卜素。

○功效

○产季

2～5月

润燥生津、利尿健脾、清热解酒、补血化脂。

李子▶

李子性平味甘酸，含有丰富的维生素。

○功效

生津止渴、清肝除热、利水消肿、消除疲劳。

○产季

3～9月

◀柠檬

柠檬性平味甘酸，富含维生素C、碳水化合物、钙、柠檬酸等物质。

○功效

○产季

全年

清热化痰、止咳消肿、生津润喉、健脾开胃。

雪梨▶

雪梨性平味甘酸，富含多种维生素、矿物质、食用植物纤维。

○ 功效

抗氧化、美容养颜。降低胆固醇和血脂，保护心血管和肝脏系统等。

○ 产季

6～9月

◀ 樱桃

樱桃性温味甘酸，樱桃所含蛋白质、碳水化合物、磷、胡萝卜素、维生素C等均比苹果、梨高，尤其含铁量高。

○ 产季

○ 功效

4～5月

健脾开胃、滋养肝肾、调中养颜。

芒果▶

芒果性温味甘酸，芒果中的维生素A含量居水果之首，素有"热带果王"之称。

○ 功效

益胃止呕、解渴利尿、清热生津，有保护视力、防癌抗癌、防止动脉硬化的作用。

○ 产季

全年

◀ 猕猴桃

猕猴桃性寒味甘酸，富含膳食纤维和维生素C。

○ 功效

○ 产季

8～10月

清热生津、健脾止泻、止渴利尿、润肠通便，排除毒素。

5

火龙果 ▶

　　火龙果性平味甘，火龙果中富含植物蛋白和花青素和水溶性膳食纤维。

◦功效

◦产季

　　预防便秘、保护眼睛、预防贫血、降低胆固醇、美白皮肤、淡化色斑。

4～11月

◀ 哈密瓜

　　哈密瓜性寒味甘，富含蛋白质、膳食纤维、胡萝卜素、果胶、碳水化合物、维生素C、磷、钠、钾等。

◦产季　　◦功效

全年　　　利便、止渴、除烦热、防暑气等。

水蜜桃 ▶

　　水蜜桃性温味甘，肉甜汁多，含丰富铁质，能增加人体血红蛋白数量。

◦功效

　　滋阴补血，增加皮肤弹性，使皮肤细嫩光滑。

◦产季

4～9月

◀ 葡萄柚

　　葡萄柚性寒味甜，含有丰富的碳水化合物、氨基酸与果酸。

◦功效

◦产季

8～12月

　　舒缓支气管炎，利尿，改善肥胖，水肿及淋巴腺系统之疾病，抗感染。

圣女果 ▶

圣女果，味甘，性平。圣女果中含有谷胱甘肽和番茄红素等特殊物质。

〔功效〕

促进人体的生长发育，增加人体抵抗力，延缓衰老。

〔产季〕
全年

◀ 番茄

番茄性微寒味甘酸，富含维生素、胡萝卜素、蛋白质和多种矿物质等。

〔功效〕

〔产季〕
全年

生津止渴、健胃消食、凉血平肝、清热解毒、美白祛斑，能够降低血压。

生菜 ▶

生菜，凉性，味清凉而甘甜。营养丰富，其纤维和维生素C比白菜多。

〔功效〕

利尿、通乳、畅通呼吸道、神经镇静剂，能消除多余脂肪。

〔产季〕
全年

◀ 黄瓜

黄瓜性凉味甘，含有丰富的维生素E和维生素B_1。其中的黄瓜酶，有很强的生物活性。

〔产季〕
全年

〔功效〕

清热利水，解毒消肿，生津止渴。

芹菜▶

芹菜性凉味甘，富含矿物质、维生素和膳食纤维。

(功效)

清热除烦，平肝，利水消肿，凉血止血。能够增进食欲、健脑、改善肤色和发质。

(产季)
全年

◀白菜

白菜性微寒，味甘，含有丰富的维生素C、维生素E和粗纤维。

(功效)

(产季)
全年

清热去烦、养胃生津、通肠温胃、解毒，防治感冒和发热咳嗽。

西蓝花▶

西蓝花性凉、味甘，含有蛋白质、脂肪、磷等，维生素C含量很高。

(功效)

味甘鲜美，容易消化，对保护血液有益。儿童食用有利于健康成长

(产季)
10月至次年3月

◀苦瓜

苦瓜性寒味苦，维生素C含量很高，还含有对降血糖血脂有益的成分——皂苷。

(功效)

(产季)
5～10月

清热消暑、养血益气、补肾健脾、滋肝明目。

芦荟▶

芦荟性寒味苦，含有丰富的维生素和芦荟多糖、异柠檬酸钙等有益成分。

【功效】

明目清心、润肠通便、抗菌杀菌、修复皮肤组织损害。

【产季】

全年

◀菠菜

菠菜性凉味甘，含有丰富的胡萝卜素、维生素C、钙、磷及铁、维生素E等成分。

【产季】

全年

【功效】

止血养血、滋阴润燥。

甜椒▶

甜椒性平味甘，含有丰富的蛋白质、钙、铁及维生素。

【功效】

常吃甜椒对于牙龈出血、眼睛视网膜出血、免疫力低下者，以及糖尿病患者有利。

【产季】

全年

◀莲藕

莲藕性寒味甘，富含铁、钙等微量元素，植物蛋白质，维生素以及淀粉。

【功效】

【产季】

全年

清热凉血、解渴生津、止血健胃、抗氧化。

南瓜▶

南瓜性温味甘，含有丰富的南瓜多糖、氨基酸及多种微量元素等。

（功效）

提高机体免疫力，其所含的胡萝卜素有增强视力、改善肤质、防止感冒的功效。

（产季）

7～9月

◀冬瓜

冬瓜性微寒，味甘淡，含有较多的蛋白质和多种维生素等营养素。

（功效）

（产季）

全年

冬瓜肉及瓤有利尿、清热、化痰、解渴等功效。

胡萝卜▶

胡萝卜性温味甘，是一种营养丰富、老幼皆宜的好菜蔬，被誉为"小人参"。

（功效）

健脾消食、补肝明目、清热解毒、降气止咳。

（产季）

10～12月

◀白萝卜

白萝卜性凉味甘辛，含有丰富的维生素C和微量元素锌，以及多种酶。

（功效）

（产季）

10～12月

通气导滞、宽胸舒膈、健胃消食、止咳化痰、除燥生津、解毒散瘀、利尿止渴。

10

天然蔬果才是保健良药

水果、蔬菜中含有各种丰富的营养成分，许多健康组织正大力推行"每日五蔬果"的倡议。现在就让我们看看蔬果中到底包含了哪些有益健康的成分，使其成为每日必吃的食物。

维生素

蔬菜、水果中含有丰富的维生素，特别是维生素 A 和维生素 C。维生素 A 可参与糖蛋白的合成，这对于上皮组织的正常形成、发育与维持十分重要。当身体缺乏维生素 A 时，成骨细胞与破骨细胞间平衡被破坏，或由于成骨活动增强而使骨质过度增殖，或使已形成的骨质不吸收。因此，维生素 A 能够维持骨骼正常生长发育。维生素 A 有助于细胞增殖与生长。水果中富含维生素 A 的有梨、苹果、枇杷、樱桃、香蕉、桂圆、杏子、荔枝、西瓜、甜瓜；蔬菜中富含维生素 A 的有大白菜、荠菜、番茄、茄子、南瓜、黄瓜、菠菜等。

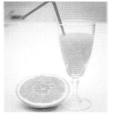

维生素 C 的主要作用是增强机体对外界环境的抗应激能力和免疫力，预防癌症、心脏病、中风，保护牙齿和牙龈等；维生素 C 还能促

进骨胶原的生物合成，促进组织创伤口的愈合，延长机体寿命；另外，坚持按时服用维生素 C 还可以使皮肤黑色素沉着减少，从而减少黑斑和雀斑，使皮肤白皙。富含维生素 C 的食物有花菜、青辣椒、橙子、葡萄汁、番茄等。

纤维质

纤维质能促进肠胃蠕动，帮助消化，有效治疗便秘，还能抑制脂肪的吸收，减少热量囤积，对预防肥胖、心脏病及糖尿病等都很有帮助。要想补充纤维质，就要从日常的蔬菜和水果着手。高纤维类的蔬菜有芹菜、香菇、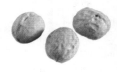海带、竹笋、空心菜、甘蓝菜、胡萝卜等。高纤维类的水果有梨子、桃子、柳丁、橘子、猕猴桃、圣女果、葡萄柚、木瓜等。

矿物质

人体必需的矿物质有钙、磷、钾、钠、氯等需要量较多的宏量元素，铁、锌、铜、锰、钴、钼、硒、碘、铬等需要量少的微量元素。各种矿物质在人体新陈代谢过程中，每天都有一定量随各种途径，如粪、尿、汗、头发、指甲、皮肤及黏膜的脱落排出体外。因此，必须通过饮食补充。

蔬菜水果大都含有镁、钾等元素。镁增强骨骼和牙齿强度，有助于肌肉放松从而促进肌肉的健康，对于治疗经前综合征、保护心脏和神经系统健康是很重要的。

镁的最佳食物来源有杏仁、花生、核桃、菠菜、油菜、香蕉、葡萄等。钾可将营养素转入细胞，并将代谢物运出细胞；促进神经和肌肉的健康，维持体液平衡，放松肌肉，有助于胰岛素的分泌以及调节血糖、持续产生能量；参与新陈代谢，维护心脏功能，刺激肠道蠕动以及排出代谢废物。钾的最佳食物来源有芹菜、小黄瓜、萝卜、白色菜花、南瓜、蜂蜜等。

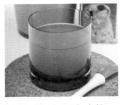

抗氧化物

抗氧化物能够消除过多的氧化自由基，对于许多自由基引起的疾病及与老化相关的疾病都能够起到预防作用，例如常见的癌症、动脉硬化、糖尿病、白内障、心血管病、阿尔茨海默病、关节炎等，这些疾病都被认为与自由基相关。我们应当摄取足够的抗氧化剂，延缓身体退化速度，防止肌肤衰老。

抗氧化剂能在自然饮食中找到，是被称为三大抗氧化物质的维生素 C、维生素 E 和 β–胡萝卜素。蔬果中的洋葱、番茄、大蒜、苹果、葡萄、蔓越莓都含有维生素 C、维生素 E，茄红素、多酚、花青素等多种抗氧化物，它们可以消除对身体有害的自由基，避免细胞被氧化、引起癌症，甚至还可以延缓衰老及预防心血管疾病，对身体很有帮助。

探究蔬果的"四性""五味"

"四性五味"是中医理论，是指不同的食物具有不同的性味，其中自然也包括蔬果。蔬果的性味指的就是食物的"寒、热、温、凉"四性，和"酸、苦、甘、辛、咸"五味。了解蔬果的四性、五味，对科学饮用蔬果汁具有重要意义。

蔬果的"四性"

寒凉性的蔬果：大多具有清热、泻火、消炎、解毒等作用，适用于夏季发热、汗多口渴或平时体质偏热的人，以及急性热病、发炎、热毒疮疡等。例如，西瓜能清热祛暑，除烦解渴，有"天生白虎汤"之美称；橙子具有行气化痰、健脾暖胃、帮助消化、增强食欲、解酒等功效，其他如梨、甘蔗、莲藕等，都有清热、生津、解渴的作用。

温热性的蔬果：大多具有温振阳气、驱散寒邪、驱虫、止痛、抗菌等作用，适用于秋冬寒凉季节肢凉、怕冷或体质偏寒的人，以及虫积、脘腹冷痛等病症。例如，生姜、葱白二味煎汤服之，能发散风寒，可治疗风寒感冒；香菜能健胃消食，发汗透疹，利尿通便，祛风解毒；韭菜能治肾虚腰疼。

平性的蔬果：大多能健脾、

和胃，有调补作用，常用于脾胃不和、体力衰弱者。例如，苹果能润肠通便，为慢性便秘者的最佳食补方法；胡萝卜能健脾消食、补肝明目。

上述平性的蔬果，无偏盛之弊，食用时很少有禁忌。但寒凉与温热两种性质的蔬果，因其作用恰好相反，正常人亦不宜过多偏食。如舌红、口干的阴虚内热之人，忌温热性的蔬果；舌淡苔白、肢凉怕冷的阳气虚而偏寒的人，就应忌寒凉性的蔬果。

蔬果的温热寒凉属性也要因人、因时、因地而异，灵活运用，才能维持人体内部的阴阳平衡，维持生命的健康运转。因人而异来食补尤为重要，不同工作性质的人群食补方式也不一样。建筑工人等体力劳动者因为经常晒太阳，体内容易有热气，需要多进食寒凉蔬果以滋阴降火；而办公室一族因为有空调等设备调节室内气候，温度适宜，极少出汗，经常食用寒凉蔬果就可能伤身。

蔬果的"五味"

五味指的是"甘""酸""咸""苦""辛"五种味道，各对应人体的五脏，即肝、心、脾、肺、肾。五味蔬果虽各有好处，但食用过多或不当也有负面影响，要依据不同体质来食用。如辛味食得太多，而体质本属燥热的人，便会发生咽喉痛、长暗疮等情形。

酸味蔬果：具有收敛、固涩、安蛔等作用。例如，碧桃干（桃或山桃未成熟的果实）能收敛止汗，可以治疗自汗、盗汗；石榴能涩肠止泻，可以治疗慢性泄泻；

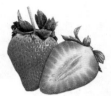

乌梅有安蛔之功，可治疗胆管蛔虫病；草莓能润燥生津、利尿健脾、清热解酒。

苦味蔬果：具有清热、泻火等作用。例如，苦瓜心能清心泻火、安神，可治心火旺的失眠、烦躁之症。

甘味蔬果：具有调养滋补、缓解痉挛等作用。例如，大枣能补血、养心神，可治疗悲伤欲哭、脏燥之症；蜂蜜均为滋补之品，尤擅润肺、润肠。

辛味蔬果：具有发散风寒、行气止痛等作用。例如，葱姜善散风寒、治感冒；芫荽能透发麻疹；胡椒能祛寒止痛；茴香能理气、治疝痛；橘皮能化痰、和胃；金橘能疏肝解郁等。

咸味蔬果：具有软坚散结、滋阴潜降等作用。例如，海带、紫菜，有温补肝肾、通便的功效。

其实，辛酸味也好，苦甘咸味也罢，只有适度食用才能滋养身体。五味过甚，就需要我们用身体内的中气来调和，这就是火气，"火"起来了自然要"水"来灭，也就是用人体内的津液去火，津液少了阴必亏，疾病便上门了。因此，吃任何东西都要有节制，不要因为个人喜好而多吃或不吃，要每种食物都吃一点，这样才能保证生命活动所需。

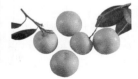

了解体质，吃对蔬果

在传统的中医理论中，体质分为四种：寒性、热性、虚性及实性。

虚性体质

虚性体质又分：气虚、血虚、阴虚、阳虚。

1. 气虚体质

是指身体脏腑功能衰退，元气不足，造成全身性虚弱症状。气虚一般特征：

（1）脸色苍白；

（2）常觉得疲倦；

（3）呼吸急促；

（4）说话有气无力，并懒得说话；

（5）不喜欢活动或稍微运动就头晕；

（6）怕冷且容易感冒。

饮食小叮咛：多吃平性、温性的食物，烹调寒性、凉性蔬菜时可多加葱、姜及胡椒等辛温的调味品，或与鸡肉、牛肉、羊肉等温性热性肉类一起煮，以减轻寒性。还可以在汤中加入人参、黄芪、红枣等补气药材。

适宜蔬果：南瓜、洋葱、胡萝卜、圆白菜、甜椒、西蓝花、葡萄、木瓜、柠檬。

2. 血虚体质

是指血气不足，较常发生失血过多，长期营养不良，女性产后或者月经过后。血虚一般特征：

（1）脸色苍白；

（2）头晕目眩；

（3）指甲及唇色淡白；

（4）血液循环差；

（5）容易健忘；

（6）心悸不安（要多吃蔬果，如菠菜、樱桃、苹果、葡萄、桑葚）。

饮食小叮咛：平素要吃营养丰富、性平偏温、具有健脾养胃作用的食物，还要注意多吃高铁、高蛋白、维生素 C 含量高的食物，忌食辛辣燥热的食物。

适宜蔬果：菠菜、花生、莲藕、黑木耳、鸡肉、猪肉、羊肉、海参、桑葚、葡萄、红枣、桂圆等。

3.阴虚体质

通常为热病的恢复期，或由慢性病延日久而形成。阴虚一般特征：

（1）体形消瘦；

（2）脸色常发红、发烫；

（3）时常感觉口渴；

（4）容易心烦发怒；

（5）舌头红、干咳少痰；

（6）小便短少、大便干硬。

饮食小叮咛：避免烧烤、油炸及辛辣等易伤阴的食物。

适宜蔬果：莴苣、菠菜、白萝卜、丝瓜、小白菜、苹果、柳橙、莲雾、番茄、草莓、火龙果。

4. 阳虚体质

通常由气虚演变而成，除了有气虚的症状外，还有明显的怕冷症状，常见于体质虚弱，高龄，久病者。阳虚一般特征：

（1）畏冷怕寒、脸色苍白；

（2）四肢冰冷、精神不振；

（3）腰膝酸软、尿多而清长。

饮食小叮咛：多吃平性、温性食物，有些属寒性、凉性的蔬菜在烹煮时可加入葱、胡椒等调料，或是和牛、羊肉一起烹煮。

适宜蔬果：胡萝卜、南瓜、洋葱、金橘、樱桃、酪梨、榴莲。

实性体质

身体强壮有抵抗力，能够较好地抵御病毒、细菌入侵。多出现在年轻人身上。一般特征：

（1）身体强壮，肌肉壮硕，较少流汗；

（2）说话声音洪亮中气十足；

（3）尿量少色黄，容易便秘；

（4）女性白带色黄腥臭。

饮食小叮咛：要多吃寒性、凉性的食物，以帮助代谢体内的毒素。

适宜蔬果：芹菜、芦笋、牛蒡、小黄瓜、菠菜、番茄、西瓜、椰子、哈密瓜、葡萄柚、猕猴桃。

寒性体质

通常表现为血液循环功能较差，多半发生在女性身上。

一般特征：

（1）怕冷手脚冰凉，容易伤风感冒；

（2）喜食热食、热饮料；

（3）脸色唇色苍白，舌头带淡红色，舌苔较白；

（4）容易疲劳说话行动有气无力；

（5）夏天进入冷气房会有寒冷的感觉；

（6）尿量多且颜色淡，女性生理周期延迟，行经天数长多血块。

饮食小叮咛：要多吃温性及热性的食物，可帮助身体变暖，活化身体机能。

适宜蔬果：姜、南瓜、洋葱。

热性体质

即俗称火气大，常发生在青少年，壮年男子身上。一般特征：

（1）经常口干舌燥、容易口渴、有口臭、口苦；

（2）喜欢喝冷饮或吃冰冷的食物；

（3）怕热全身经常发热；

（4）尿量少而色黄，容易有便秘；

（5）舌头偏红，且有黄色的厚苔；

（6）烦躁不安，脾气较差；

（7）女性会出现生理周期较短的现象。

饮食小叮咛：不适合进补，要多吃寒性凉性的食物，才可达到清热降火的作用。

适宜蔬果：芹菜、芦笋、苦瓜、牛蒡、小黄瓜、菠菜、番茄、西瓜、香蕉、哈密瓜、葡萄柚、雪梨。

榨汁机的选择和使用

伴随蔬果汁的流行，各种类型、各种品牌的榨汁如雨后春笋般不断涌现出来，选择一款适宜的榨汁机，是做好蔬果汁的前提。

榨汁机的种类

总的来说，榨汁机主要分为四大类：

（1）果汁搅拌器：这种机器可以用来把较软的水果打匀，并且搅拌成泥状，用途非常广，除了可以拿来打果汁，也可以用于居家烹调。

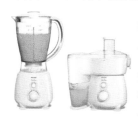

（2）功能单一的榨汁机：有单纯榨汁也有以食物粉碎为主要功能的，价格相对较低。因为有些蔬果的纤维成分较多，如甘蔗、胡萝卜等，因此这种榨汁机可以利用高效分离的作用，把果汁和残渣分开，更能完全、有效地帮助人体吸收蔬果养分。

（3）多功能果菜榨汁机：集果汁机、榨汁机、磨豆机和打豆浆机为一体，可以制作奶昔、碎果肉、搅拌，通过多刀头的组合，实现一般家庭所需的大多数功能。

（4）电动橙类专用机：用来压出水果汁液的机器，如橙子、葡萄柚等水果。

榨汁机的使用方法

买来榨汁机，首先要掌握它的使用方法和操作步骤，这样才能保障榨汁机用得更长久。

（1）将机架竖直对准主机，放下，装配到位。

（2）将榨汁网底部对准电机轮按压，两手用力要均匀，确认压到位，旋转几下看有无刮到机架。（提起则为拆开）

（3）装入顶盖，并扣上安全扣。（扣安全扣时，请先将扣的上部扣上，再往下压，即可扣到位。拆时刚好相反，请先将扣的底部打开，即可打开安全扣）

（4）试一下机，看工作是否正常，如噪声或震动偏大，可再装一次，将榨汁网换个方位压入会有好的效果。

榨汁机使用时不要直接用水冲洗主机，在没有装置杯子之前，请不要用手触动内置式开关，另外刀片部和杯子组合时要完全拧紧，否则，会出现漏水及杯子掉落等危险。

榨汁机的清洁

（1）榨汁机如果只用来榨蔬菜或水果，则用温水冲洗并用刷子清洁即可。

（2）若用榨汁机榨了油腻的东西，清洗时则可在水里加一些洗洁剂，转动数回就可洗净。无论如何，榨汁机用完之后应立刻清洗。

选购、清洗与储存方法

要做出营养丰富的蔬果汁，就得确保蔬果的品质。那么，在日常生活中如何挑选新鲜蔬果，并进行科学的处理呢？以下小方法供大家参考：

1. 选购蔬菜

在选购蔬菜时，首先不买颜色异常的，新鲜蔬菜不是颜色越鲜艳、越浓就越好。比如：购买樱桃、萝卜时，要检查樱桃、萝卜是否会掉色；发现干豆角的颜色特别鲜艳时，就要慎选；其次，不买形状异常的。不新鲜的蔬菜有萎蔫、干枯、损伤、扭曲病变等异常形态。有的蔬果由于使用了激素物质会长成畸形，比如优质菠萝的果实呈圆柱形或两头稍尖的卵圆形，大小均匀适中，果形端正，芽眼数量少；最后，不买异常气味的。一些商贩为了使有些蔬菜更好看，甚至使用化学药剂进行浸泡，除此之外，购买离时令不远的蔬果，还要注意是不是经过催熟的，使用催熟剂的蔬果对身体都有一定危害。

2. 正确清洗

在榨汁之前要尽可能将蔬果清洗干净，通过表面清洗能有效减少农药残留。

（1）成串类果蔬：各类浆果和葡萄等。

清洗方法：将成串果蔬去除茎后，放入漏勺，然后用自来水喷嘴冲洗至少 60 秒。用纸巾抹干水果，可进一步除菌。

（2）叶类果蔬：菠菜和莴苣等。

清洗方法：剥去外层的老叶子，用凉水冲洗 30 ~ 60 秒，然后晾干水分。

（3）皮可以吃的果蔬：苹果、桃子、西红柿、黄瓜和西葫芦等。

清洗方法：在自来水下搓洗 30 ~ 60 秒。自来水洗有助于去除果蔬上 98% 的细菌。顽渍可用蔬菜刷或手指擦洗。但桃子等较软水果不宜用力搓洗，以免破皮。

（4）剥皮食用类果蔬：西瓜、哈密瓜等瓜类、橙子和香蕉等。

清洗方法：用蔬菜刷或者未使用过的牙刷，在自来水下刷洗表皮 30 ~ 60 秒。

3. 储存蔬果

消费者应该用食品袋分开存放蔬果、禽肉及海鲜。某些容易腐烂的蔬果，如草莓、生菜、蘑菇等最好的存放方法就是放入冰箱，温度设为 4℃ 以下。已经切开或去皮的蔬果应该在 2 小时内放进冰箱。

保存蔬菜，很重要的是要防止它们脱水。如果在保存前将它们的根部放在冷水中一段时间，或在绿色蔬菜暴露在空气中时，喷洒些水在它们表面，皆有助于防止它们脱水。要防止食物在冷藏过程中干掉，可以将它们放在冰箱中不透水的储柜或塑胶袋中。

蔬果汁养生要诀

1. 任何蔬果都能搭配使用吗?

像胡萝卜、南瓜、小黄瓜以及哈密瓜,这些蔬果当中含有一种会破坏维生素 C 的酵素,如果与其他蔬果相搭配的话,会使其他蔬果中的维生素 C 受到破坏。不过,由于此种酵素容易受热及酸的破坏,所以在自制新鲜蔬果汁时,可以加入像柠檬这类较酸的水果,来预防其他的维生素 C 受到破坏。

2. 蔬果的外皮也可以用吗?

蔬果的外皮当中也含有营养成分,像苹果皮当中具有纤维素,能够帮助肠蠕动,促进排便,葡萄皮则具有多酚类物质,可抗氧化,所以像苹果、葡萄可以保留外皮食用。当然,蔬果一定要清洗干净,以免虫卵和农药残留。

3. 怎样才能确保蔬果汁的养分不流失?

新鲜蔬果汁当中含有丰富的维生素,如果放置时间过久会由于光线以及温度的破坏,造成维生素效力和营养价值变低。因此蔬果汁要"现榨现喝",才能发挥最大的效用,最迟也要在 20 分钟内喝完。

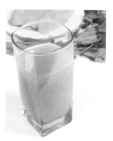

4.怎样避免蔬果汁太凉伤身?

想让蔬果汁不伤体质又能改变体质的话，在饮用的时候就要注意了。一是可加根茎类的蔬菜或者是加五谷粉、糙米一起打成汁，这样就能令蔬果汁不那么凉；二是各种蔬果的营养不同，所以各色蔬果都要吃，而不要偏食其中几种，否则仍会造成营养的不均衡。

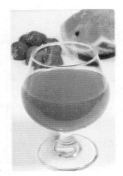

5.将蔬果打成汁的最好时机是什么?

在制作蔬果汁的时候，材料要选择新鲜的当令蔬果。冷冻蔬果由于放置时间过久，维生素的含量逐渐减少，对身体的益处也相对减少。此外，挑选有机产品或自己栽种的则更好，这样可以避免农药的污染。

6.所有人都适合喝蔬果汁吗?

不是每个人都适合喝蔬果汁的，因为蔬菜中含有大量的钾离子，肾病患者因无法排出体内多余的钾，若喝蔬果汁可能会造成高钾血症；另外，糖尿病人需要长期控制血糖，并不是所有蔬果汁都能喝。

7.蔬果汁应该怎样喝?

在喝蔬果汁的时候，一定要注意一口一口慢慢喝。新鲜的蔬果汁切忌豪迈地痛饮，要以品尝的心情逐口喝下，这样才容易令其完全在体内吸收，如果大口痛饮的话，蔬果汁的糖分便会很快进入到血液当中，使血糖迅速上升。

饭后 2 小时后喝，和吃水果的原理一样，因为水果比其他食物容易消化，所以为了不干扰正餐食物在肠胃中的消化，饭后 2 小时饮用较合适。

避免夜间睡前喝，因夜间摄取水分会增加肾脏的负担，身体容易出现浮肿。

8. 饮蔬果汁有哪些不宜？

新鲜蔬果汁不宜加糖，否则会增加热量。

不宜加热。加热后的蔬果汁不仅会使水果的香气跑掉，更会使各类维生素遭受破坏。

不宜与牛奶同饮。牛奶含有丰富的蛋白质，而蔬果汁多为酸性，会使蛋白质在胃中凝结成块，吸收不了，从而降低了牛奶和蔬果汁的营养价值。

不宜用蔬果汁送服药物。否则蔬果汁中的果酸容易导致各种药物提前分解和溶化，不利于药物在小肠内吸收，影响药效。

溃疡、急慢性胃肠炎患者以及肾功能欠佳的人不宜喝蔬果汁。

提醒：蔬果汁要随榨随饮，否则空气中的氧会使其维生素 C 的含量迅速降低。另外，蔬果汁虽然营养好喝，但也要适可而止，每日饮用 200 毫升最为适宜。

掌握了这些要诀，制作蔬果汁和饮用蔬果汁的时候便可以更加科学、更加安全了，你还等什么呢？

蔬果榨汁的搭配原则

　　蔬菜和水果中都含有大量的水分和丰富的酶类，且蛋白质和脂肪含量很低。此外还含有一定量的碳水化合物、某些维生素（如维生素C、胡萝卜素等）、无机盐（钙、钾、钠、镁）和膳食纤维等。不仅如此，蔬菜和水果中还常含有各种有机酸、芳香物质、色素等成分。因此，蔬果汁的搭配至关重要，因为只有搭配合理才能让营养均衡，我们喝完之后才会获得健康。当然，在搭配蔬果之前，首先要了解蔬果各自的营养功效。

蔬菜的营养功效

　　蔬菜中含有丰富的维生素、糖类、膳食纤维等，其中植物激素在幼嫩芽的蔬菜中含量最为丰富。而且蔬菜不含脂肪，有少量的蛋白质。我们人体所需的维生素A和维生素C等，绝大部分都是由蔬菜提供的。

　　此外，蔬菜中还含有B族维生素，一些绿色、黄色蔬菜中还含有丰富的胡萝卜素。

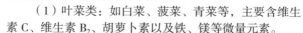

　　蔬菜根据品种和部位的不同，所含的营养成分也有所不同：

　　（1）叶菜类：如白菜、菠菜、青菜等，主要含维生素C、维生素B_2、胡萝卜素以及铁、镁等微量元素。

　　（2）根茎类：如萝卜、大蒜、莲藕、土豆等，主要含淀粉较多，而且还含有碘、铜、锰、钙等多种微量元素。

（3）瓜茄类：如冬瓜、茄子、番茄等，主要含有丰富的维生素 C、胡萝卜素等。

（4）野菜类：一般都含有丰富的胡萝卜素、核黄素、叶酸等维生素，其含量甚至要超过栽培的蔬菜。

水果的营养功效

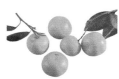

水果中大都含有维生素、碳水化合物及各种微量元素，尤其是维生素 C 和 B 族维生素含量最为丰富，此外还含有色素及多种有机酸，对人体健康大有裨益。

（1）水果中因含有芳香物质，因而具有特殊的香味，食后能刺激食欲，促进食物消化。

（2）水果中的色素不仅使其呈现鲜艳的颜色，还对人体健康有益。如番茄红素、叶绿素、类胡萝卜素、花青素等，具有抗氧化及防病、治病等多种功效。

（3）水果中主要的有机酸包括苹果酸、柠檬酸和酒石酸等。这些有机酸一方面能使其具有一定的酸味，可刺激消化液分泌，有助于食物的消化；另一方面还可使食物保持一定的酸度，对维生素 C 的稳定有保护作用。

蔬菜水果的互补原则

原则一：不可相互代替

总体来说，水果和蔬菜中都含有丰富的维生素，也都含有丰富的钙、钾、镁、铜、钠等矿物质和微量元素。

但人们对水果和蔬菜各有偏爱，有人爱吃水果，有人偏爱蔬菜，有人以为两者可以互相代替，实际并非如此。因为它们的营养成分和含量各有特点，其特殊的生理作用和功能也不尽相同。

原则二：经常变换种类

每种蔬菜和水果中所含的营养物质都各有偏重，如土豆中含淀粉多，红色的水果含番茄红素多，而黄色的水果含胡萝卜素最丰富，因此选择吃蔬菜和水果时，一定要经常变换品种，搭配食用，并且适当配合脂肪、蛋白质等一同进食，这样才能补充身体所需的营养物质。

原则三：与主食搭配

尽管蔬菜和水果的营养比较丰富，但不能因此就将其代替主食，否则会导致身体贫血或出现营养不足，造成免疫力低下，影响身体健康。营养专家建议：主食的摄入还是必需的，蛋白质含量高的鱼、肉及蛋类等也要适当补充，蔬菜的摄入量应多于水果。这些食物相互搭配，才能带给我们充足、全面的营养，保证身体健康。

从整体上讲，水果的营养低于蔬菜。尽管水果和蔬菜中都含有维生素 C 和矿物质，但在含量上有一定差别。水果中只有鲜枣、山楂、柑橘、猕猴桃等含维生素 C 较多，其他水果中的维生素 C 和矿物质都比不上蔬菜。蔬菜中不仅膳食纤维含量远高于水果，而且它所含的是不可溶性纤维，能促进肠道蠕动、清除肠道内积蓄的有毒物质，但水果就无法达到这个功效。因为水果中所含的主要是可溶性纤维——果胶，它不易被消化和吸收，而且还会让胃的排空速度减慢。

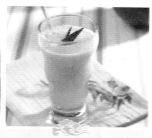

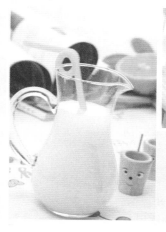

第 2 章
增强体质的
蔬果汁

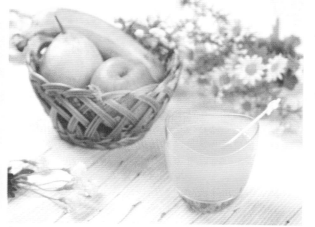

健胃消食

黄瓜生姜汁 ▶ 镇定，滋补肠胃

原料

黄瓜
半根

生姜
半块

饮用水
200毫升

做法

1 将黄瓜洗净切成块状；

2 将生姜洗净去皮切成块状；

3 将切好的黄瓜、生姜和饮用水一起放入榨汁机榨汁。

养生功效

　　黄瓜纤维丰富、娇嫩，食之能促进排泄肠内毒素。吃黄瓜还可降低血脂。

　　姜中含有姜醇、姜烯、水芹烯、柠檬醛和芳香等油性的挥发油，还有姜辣素、树脂、淀粉和纤维等。生姜还有健胃、增进食欲的作用，夏令气候炎热，唾液、胃液的分泌会减少，因而影响人的食欲，如果在吃饭时食用几片生姜，会增进食欲；生姜对胃病亦有缓解或止痛作用，胃炎及胃十二指肠溃疡所引发的疼痛、呕吐、泛酸、饥饿感等用生姜50克煎水喝，可使症状迅速消除。

　　此款果汁能够促进机体新陈代谢，增强食欲。

猕猴桃柳橙汁 ▶ 促进肠胃健康

原料

猕猴桃
2 个

柳橙
1 个

饮用水
200 毫升

做法

1. 将猕猴桃去皮洗净，切成块状；
2. 将柳橙去皮切成块状；
3. 将切好的猕猴桃、柳橙和饮用水一起放入榨汁机榨汁。

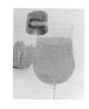

养生功效

猕猴桃含有优良的膳食纤维和丰富的抗氧化物质，能够起到清热降火、润燥通便的作用，可以有效地预防和治疗便秘和痔疮。

柳橙营养丰富而全面，适用于饮食停滞而引起的呕吐、胃中浮风恶气、肝胃郁热等疾病。柳橙中含量丰富的维生素 C、维生素 P，能增加机体抵抗力，增加毛细血管的弹性，降低血中胆固醇。柳橙所含纤维素和果胶物质，可促进肠道蠕动，有利于清肠通便，排除体内有害物质。

此款果汁能够促进肠胃健康。

贴心提示

柳橙种类很多，最受青睐的主要有脐橙、冰糖橙、血橙和美国新奇士橙。柳橙被称为"疗疾佳果"。

李子酸奶汁 ▶ 治疗肠胃吸收差

原料

李子
6 颗

酸奶
200 毫升

做法

① 将李子洗净去核；
② 将准备好的李子、酸奶一起放入榨汁机榨汁。

养生功效

李子性平、味甘，具有生津止渴、清肝除热、利水的功效，古代多将李子入药，用于治疗肝脏疾患，肝硬化腹水患者食鲜李子有辅助治疗的作用。李子还能促进胃酸和胃消化酶的分泌，能增加肠胃蠕动，促进消化，增加食欲，是食后饱胀、胃酸缺乏、大便秘结者的食疗良品。新鲜李肉中含多种氨基酸，如谷酰胺、丝氨酸、氨基酸、脯氨酸等，生食对治疗肝硬化腹水有帮助。

此款果汁能帮助消化，增进食欲。

贴心提示

李子饱满圆润，玲珑剔透，形态美艳，口味甘甜，是人们喜爱的传统水果之一。它既可鲜食，又可以制成罐头、果脯，全年食用。

木瓜圆白菜鲜奶汁　　防止肠道老化

原料

木瓜
1 个

圆白菜
2 片

鲜奶
200 毫升

做法

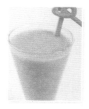

将木瓜去皮去瓤，洗净切成块状；
将圆白菜洗净切碎；
将切好的木瓜、圆白菜和鲜奶一起
放入榨汁机榨汁。

养生功效

　　木瓜中的木瓜蛋白酶，可将脂肪分解为脂肪酸；
现代医学发现，木瓜中含有一种酵素，能消化蛋白质，
有利于人体对食物进行消化和吸收，故有健脾消食之功。

　　维生素 U 是抗溃疡因子，并具有分解亚硝酸胺
的作用。圆白菜富含维生素 U，因而常吃能加速溃疡
的愈合，还能预防胃溃疡恶变。

　　鲜奶能够补气血、益肺胃、生津润肠。用于久病
体虚，气血不足，营养不良，噎膈反胃，胃及十二指
肠溃疡，消渴，便秘。

　　此款果汁能够健脾消食，预防肠道老化。

贴 心 提 示

　　此果汁不能加热饮用。

洋葱苹果醋汁 ▶ 促进食欲

原料

洋葱
半个

苹果醋
10毫升

做法

① 剥去洋葱的表皮，切成块状；

② 用微波炉加热30秒，使其变软；

③ 在苹果醋内加入适量的矿泉水调节酸度；

④ 将软化过的洋葱和苹果醋放入榨汁机榨汁即可。

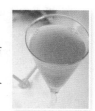

养生功效

　　洋葱含咖啡酸、芥子酸、桂皮酸、柠檬酸盐、多糖和多种氨基酸、蛋白质、钙、铁、磷、硒、B族维生素、维生素C、维生素E、粗纤维、碳水化合物等。洋葱营养丰富，且气味辛辣，能刺激胃、肠及消化腺分泌，增进食欲，且洋葱不含脂肪，其精油中含有可降低胆固醇的含硫化合物的混合物，可用于治疗消化不良、食欲缺乏、食积内停等症。洋葱还有一定的提神作用，它能帮助细胞更好地利用葡萄糖，同时降低血糖，供给脑细胞热能，是糖尿病、神志委顿患者的食疗佳蔬。

　　此款果汁能够促进食欲，开胃消食。

哈密瓜酸奶汁 ▶

清凉爽口，促进消化

原料

哈密瓜
两片

酸奶
200 毫升

做法

❶将哈密瓜去皮后切成块状；
❷将切好的哈密瓜和酸奶一起放入榨汁机榨汁。

养生功效

　　《神农本草经》将哈密瓜的瓜蒂列为上品。而果肉有利小便、止渴、除烦热、防暑气、抗癌等作用，可治发烧、中暑、口渴、小便不利、口鼻生疮等症状。如果常感到身心疲倦、心神焦躁不安，或是口臭者食用之，都能清热解燥。哈密瓜适宜于肾病、胃病、咳嗽痰喘、贫血和便秘患者，有清凉消暑、除烦热、生津止渴的作用。哈密瓜也是夏季解暑的佳品。食用哈密瓜对人体造血机能有显著的促进作用，贫血患者可以用来做食疗食品。

　　酸奶中含有多种酶，能促进胃液分泌，增强食欲；通过产生大量的短链脂肪酸促进肠道蠕动及菌体大量生长改变渗透而防止便秘；所含的乳酸菌能够减少体内的致癌物质，保护肠道健康。

　　此款果汁尤其适于儿童厌食症。

芒果香蕉椰奶汁▶ 辅助改善偏食

原料

芒果 半个　　香蕉 1 根　　椰奶汁 200 毫升

做法

① 将芒果去皮去核后，切成小块；
② 将香蕉去皮和果肉上的果络，切成小块；
③ 将切好的芒果、香蕉、椰奶一起放入榨汁机榨汁。

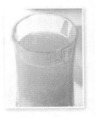

养生功效

常食芒果可降低胆固醇、甘油三酯，有利于防治心血管疾病；芒果有祛痰止咳的功效，对咳嗽痰多气喘等症有辅助治疗作用；芒果的果肉细腻，口感润滑，能够刺激胃液分泌，改善厌食偏食症状。

椰奶是由椰汁和研磨加工的成熟椰肉而成，椰奶有很好的清凉消暑、生津止渴、强心、利尿、驱虫、止呕止泻的功效。

此款果汁能够增强食欲，帮助消化。

贴心提示

皮肤病、肿瘤、糖尿病患者应忌饮；食用芒果过敏者及湿热人士也应少饮或不饮；芒果有提高性激素作用，未成年人尽量少饮。

润肺祛痰

莲藕荸荠柠檬汁　　清热消痰，止咳

原料

莲藕
2 片

荸荠
4 颗

柠檬
2 片

饮用水
200 毫升

做法

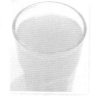

将莲藕去皮洗净，切成块状；将荸荠、柠檬洗净，切成块状；

将切好的莲藕、荸荠、柠檬一起放入榨汁机榨汁。

养生功效

生藕性寒，有清热除烦、凉血止血散瘀之功；熟藕性温，有补心生血、滋养强壮及健脾胃之效。

荸荠味甘、性寒，富含黏液质，具有生津润肺、化痰利肠、凉血化湿的功效。

柠檬也能祛痰，并且祛痰功效比橙和柑还要强。

此款果汁对于肺部的保养很有帮助。

贴心提示

荸荠鲜甜可口，可做水果亦可做蔬菜，可制罐头，可做凉果蜜饯，它既可生食，亦可熟食。

芒果柚子汁▶　清热祛痰

原料

芒果
1 个

柚子
半个

蜂蜜
适量

饮用水
200 毫升

做法

❶将芒果去皮去核，切成块状；将柚
子去皮，切成块状；

❷将切好的芒果、柚子和饮用水一起
放入榨汁机榨汁；在榨好的果汁内加
入适量蜂蜜搅匀。

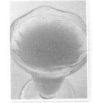

养生功效

　　芒果有祛痰止咳的功效，对咳嗽、痰多、气喘等
症有辅助治疗作用。

　　柚子果肉性寒味甘酸，有清热化痰、止咳平喘、
的功效；柚皮不但营养丰富，而且还具有暖胃、化痰、
润化喉咙等食疗作用。

　　此款果汁能够清热祛痰，护肺。

贴心提示

　　如果一次食柚量过多，不仅会影响肝脏解毒，
使肝脏受到损伤，而且还会引起其他不良反应，甚
至发生中毒，特别危险的是服用抗过敏药特非那定
期间，食用柚子或饮用柚子汁，可致心律失常，严
重时可引起心肌纤维颤动，甚至猝死。

白萝卜莲藕梨汁 ▶ 润肺祛痰、生津止咳

原料

白萝卜	莲藕	梨	饮用水
4 厘米长	2 片	1 个	200 毫升

做法

①将白萝卜、莲藕去皮，切成块状；
②将梨洗净去核，切成块状；
③将切好的白萝卜、莲藕、梨和饮用水一起放入榨汁机榨汁。

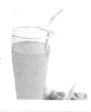

养生功效

　　白萝卜味甘、辛，性平，无毒。《本草纲目》上记载它的功用是："宽中化积滞，下气化痰浊。"白萝卜有明显的化痰、止咳功能，民间用白萝卜洗净、切片后与冰糖同煎，对治疗伤风咳嗽、慢性支气管炎和小儿百日咳等都有一定的效果。

　　此款果汁能够润肺化痰，生津止渴。

贴心提示

　　白萝卜不适合脾胃虚弱者，如大便稀者，应减少使用。值得注意的是在服用参类滋补药时忌食该品，以免影响疗效。萝卜性偏寒凉而利肠，脾虚泄泻者慎食或少食；胃溃疡、十二指肠溃疡、慢性胃炎、单纯甲状腺肿、先兆流产、子宫脱垂等患者忌吃。

百合红豆豆浆汁 ▶ 缓解肺热肺燥

原料

百合
适量

红豆
适量

饮用水
200毫升

做法

① 将红豆提前泡4～8个小时;
② 将泡好的红豆放入高压锅中,加入清水没过红豆1厘米,大火煮开,上汽后再煮5分钟;
③ 将煮好的豆子和红豆水、百合一起放入榨汁机榨汁。

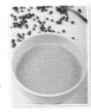

养生功效

　　百合有宁心的功能,食之可以缓解症状。百合甘凉清润,主入肺心,常用于清肺润燥止咳,清心安神定惊,为肺燥咳嗽、虚烦不安所常用。神气不足,语言低沉,呼吸微弱,口干舌苦,食欲缺乏,经常处于萎靡状态的人多吃些百合,就能缓解以上症状。百合具有清肺的功能,故能治疗发热咳嗽;可加强肺的呼吸功能,因此又能治肺结核潮热。

　　红豆豆浆中所含的硒、维生素E、维生素C,有很强的抗氧化作用,特别对脑细胞作用最大。豆浆所含的麦氨酸有防止支气管炎平滑肌痉挛的作用,从而减少和减轻支气管炎的发作。

　　此款果汁对于清热解毒,润肺止咳有显著疗效。

疏肝养肝

苦瓜胡萝卜牛蒡汁 ▶ 解降肝火

原料

苦瓜　　　胡萝卜　　　牛蒡　　　饮用水
3厘米长　　半根　　　　适量　　　200毫升

做法

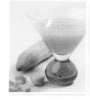

❶将苦瓜洗净去瓤，切成块状；将胡萝卜去皮洗净，切成块状；

❷将苦瓜、胡萝卜、牛蒡和饮用水一起榨汁。

养生功效

　　苦瓜属于凉性食物，能够祛除体内的余热，具有消肿的功效。中医认为牛蒡有疏风散热、宣肺透疹、解毒利咽等功效，可用于风热感冒、咳嗽痰多、麻疹风疹、咽喉肿痛。研究表明，牛蒡可降血糖，降血脂，降血压，补肾壮阳，润肠通便。

　　此款果汁能够护肝明目，提高肝脏的解毒功能。

贴心提示

　　如果喝不习惯苦瓜汁的苦味，可以在榨汁之前先将其放入盐水当中浸泡，这样便可以减轻苦瓜汁的苦涩味道。

甜瓜芦荟橙子汁 ▶ 增强肝脏的解毒功能

原料

甜瓜
半个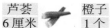

芦荟
6厘米

橙子
1个

饮用水
200毫升

做法

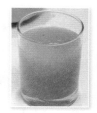

❶将甜瓜洗净去皮去瓤，切成块状；将芦荟洗净，切成块状；将橙子去皮，分开；

❷将甜瓜、芦荟、橙子和饮用水一起榨汁。

养生功效

　　多食甜瓜，有利于人体心脏和肝脏以及肠道系统的活动，促进内分泌和造血机能。

　　芦荟中的柠檬酸钙等具有强心、促进血液循环、软化硬化动脉、降低胆固醇含量、扩张毛细血管的作用，使血液循环畅通，减少胆固醇值，减轻心脏负担，使血压保持正常，清除血液中的"毒素"。

　　此款果汁能够增强肝脏的解毒功能。

贴心提示

　　食用芦荟的方法有很多，比如将芦荟做成色拉，或者将芦荟与肉类一起烹饪，或者将芦荟作为原料入汤，也可以直接将芦荟去刺去皮，用清水洗净，再用开水烫热后食用。

荸荠西瓜汁 ▶ 利水消肿，舒肝养血

原料

荸荠
10 个

西瓜
2 片

饮用水
200 毫升

做法

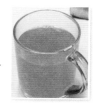

❶ 将荸荠洗净，切下果肉；
❷ 将西瓜去皮去子，切成块状；
❸ 将准备好的荸荠、西瓜和饮用水一起放入榨汁机榨汁。

养生功效

　　荸荠质嫩多津，可治疗热病津伤口渴之症，对糖尿病尿多者，有一定的辅助治疗作用。

　　由于西瓜有利尿的作用，再加上水分大，所以吃西瓜后排尿量会增加，从而减少胆色素的含量，并使大便畅通，对治疗黄疸有一定作用。另外，西瓜的利尿作用还能使盐分排出体外，减轻浮肿。

　　此款果汁能够消肿利尿，养肝护肝。

贴心提示

　　巧辨西瓜生熟：一手托西瓜，一手轻轻地拍打，或者用食指和中指进行弹打，成熟的西瓜敲起来会发出比较沉闷的声音，不成熟的西瓜敲起来声脆；一般规律是"闷声"为熟瓜，"脆声"为生瓜，但有的瓜皮太厚，敲起来听着也是"闷声"，但不一定是熟瓜。

益肾固精

苹果桂圆莲子汁 ▶　　益肾宁神

原料

苹果	桂圆	莲子	饮用水
1 个	6 颗	4 颗	200 毫升

做法

❶将苹果洗净去核，切成块状；将桂圆去壳去核，取出果肉；将莲子去皮，洗净取出莲心；

❷将准备好的苹果、桂圆、莲子和饮用水一起放入榨汁机榨汁。

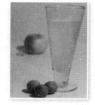

养生功效

桂圆味甘性平，能补脾益胃。

莲子碱有平抑性欲的作用，对于年轻人梦多、遗精频繁或滑精者，服食莲子有良好的止遗涩精作用。

此款果汁能够消除心火，益肾宁神。

贴心提示

用手指捏桂圆果粒，若果壳坚硬，则表明果实较生未熟；若感觉柔软而有弹性，则是成熟的特征；若软而无弹性，是成熟过度，即将变质。

莲藕豆浆汁 ▶ 补心益肾，清热润肺

原料

莲藕
2 片

豆浆
200 毫升

做法

❶将莲藕去皮，切成块状；
❷将切好的莲藕和豆浆一起放入榨汁
机榨汁。

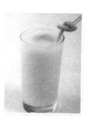

养生功效

　　莲藕含有丰富的维生素，尤其是维生素 K、维生素 C 的含量较高。它还富含食物纤维，既能帮助消化、防止便秘，又能利尿通便，排泄体内的废物质和毒素。生食藕能凉血散瘀，清热润肺，熟食能补心益肾，具有滋阴养血的功效，可以补五脏之虚，强壮筋骨。

　　豆浆中所含的豆固醇和钾、镁、钙能加强心肌血管，改善心肌营养，降低胆固醇，促进血流防止血管痉挛。

　　将莲藕和豆浆混合成汁，能够起到清热解毒、生津润肺、补心益肾、预防心脑血管疾病的功效。

　　此款果汁能够补心益肾，生津润肺，预防心脑血管疾病。

贴心提示

　　莲藕性偏凉，所以产妇不宜过早食用，产后
1～2 周后再吃莲藕豆浆汁比较合适。

西瓜黄瓜汁 ▶ 增强肾脏功能

原料

西瓜　　黄瓜　　饮用水
2 片　　1 根　　200 毫升

做法

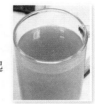

❶将西瓜去皮去子，切成块状；
❷将黄瓜洗净，切成丁；
❸将切好的西瓜、黄瓜和饮用水一起放入榨汁机榨汁。

养生功效

　　中医认为西瓜有解暑除烦、止渴生津、清热利尿的功效，是治疗肾炎、尿路感染等症的良药。西瓜有利尿的功能，能够增强肾脏的排毒功能。

　　黄瓜中含有的维生素 C 具有提高人体免疫功能的作用，可达到抗肿瘤目的。

　　此款果汁适于肾脏功能不佳者。

贴心提示

　　西瓜属于生冷之品，平时不宜多吃，吃多了会伤害脾胃，所以，脾胃虚寒、消化不良、大便滑泄者要少饮，否则会导致腹胀、腹泻、食欲下降，还会积寒助湿，引发疾病；感冒初期也要少喝，因为在这个时候喝西瓜汁就相当于服用清里热的药物，会引邪入里，使感冒加重或者是延长治愈的时间。

芹菜芦笋葡萄汁 ▶　　活化肾脏机能

原料

芹菜	芦笋	葡萄	饮用水
半根	1 根	10 颗	200 毫升

做法

❶将芹菜、芦笋洗净，切成块状；
❷将葡萄洗净去皮去子，切成块状；
❸将切好的芹菜、芦笋、葡萄和饮用水一起放入榨汁机榨汁。

养生功效

　　芦笋所含的成分对于疲劳症、水肿、膀胱炎、排尿困难等症有一定的辅助治疗作用。

　　葡萄是一种滋补药品，具有补虚健胃的功效。常吃葡萄可舒筋活血、开胃健脾、助消化，还可滋补肝肾、强筋壮骨。

　　此款果汁能够排毒利尿，活化肾脏功能。

贴 心 提 示

　　许多人在食用芹菜时常常把叶去掉，其实这是不科学的食用方法和习惯。芹菜叶对癌症具有一定的抑制作用，其抑制率可达到 75%。把芹菜叶榨汁后做成饮料，还能起到很好的兴奋作用。由于芹菜的叶要比茎的营养价值高许多，那种只吃茎不吃叶的不良习惯应该改掉了。

养心祛火

胡萝卜梨汁▶　　清热降火，保护心脏

原料

胡萝卜　　　　梨　　　　　饮用水
半根　　　　　1个　　　　 200毫升

做法

❶将胡萝卜洗净去皮，切成块状；
❷将梨洗净去核，切成块状；
❸将切好的胡萝卜、梨和饮用水一起放入榨汁机榨汁。

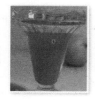

养生功效

　　胡萝卜有降糖功效，是糖尿病患者的良好食品。此外还具有降压作用，是高血压患者的食疗佳品。

　　梨中含有丰富的B族维生素，能保护心脏，减轻疲劳，增强心肌活力，降低血压。梨的鞣酸及配糖体等成分，能清热降火，对咽喉有养护作用。

　　此款果汁能够降压强心，减缓疲劳。

贴心提示

　　慢性肠炎、胃寒病、糖尿病患者不宜过多饮用胡萝梨汁。

莲藕鸭梨汁 ▶ 调节心律不齐

原料

莲藕
2 片

鸭梨
1 只

饮用水
200 毫升

做法

❶ 将莲藕去皮切成块状;
❷ 将鸭梨洗净去核, 切成块状;
❸ 将切成块状的莲藕、鸭梨和饮用水一起放入榨汁机榨汁。

养生功效

中医称莲藕"主补中养神, 益气力"。更年期的女性吃莲藕可以静心。此外, 莲藕还有调节心脏、血压、改善末梢血液循环的功用。

鸭梨味性凉味甘酸, 具有生津、润燥、清热、化痰、解酒的作用。鸭梨含有丰富的维生素 B, 能够增强心肌活力, 缓解周身疲劳, 降低血压; 鸭梨能够清热镇静; 鸭梨还能够防止动脉粥样硬化。

此款果汁能够调节心律不齐, 生津润燥。

贴心提示

梨有降血压、清热镇凉的作用, 梨皮和梨叶、花、根也均可入药, 有润肺、消痰、清热、解毒等功效。梨是"百果之宗", 因其鲜嫩多汁、酸甜适口, 所以又有"天然矿泉水"之称。

芦笋芹菜汁 ▶ 调治心律不齐

原料

芦笋
1 根

芹菜
半根

饮用水
200 毫升

做法

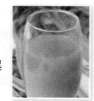

① 将芦笋洗净去须，切成块状；
② 将芹菜洗净，切成块状；
③ 将切好的芦笋、芹菜和饮用水一起放入榨汁机榨汁。

养生功效

芦笋营养丰富，含有大量有益于心脏健康的成分。

芹菜对心脏有益，又有充分的钾，可预防下半身浮肿的现象。芹菜具有较高的药用价值，其性凉、味甘、无毒，具有散热、祛风利湿、健胃、利血气、清肠利便、润肺止咳、降低血压、健脑镇静的作用，对高血压、血管硬化、神经衰弱、头痛脑涨、小儿软骨症等都有辅助治疗作用。

此款果汁能够安定情绪，预防心脏病。

贴心提示

选购芹菜，色泽要鲜绿，叶柄应是厚的，茎部稍呈圆形，内侧微向内凹，这种芹菜品质是上好的，可以放心购买。

菠萝苹果番茄汁 ▶ 净化血液，防治心脏病

原料

菠萝
4 片

苹果
1 个

番茄
1 个

饮用水
200 毫升

做法

① 将菠萝、苹果洗净，切成块状；将
番茄洗净，在沸水中浸泡后剥去表皮，
并切成块状；

② 将切好的菠萝、苹果、番茄和饮用
水一起放入榨汁机榨汁。

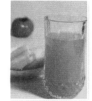

养生功效

菠萝性味甘微酸，性微寒，能够清热解暑、生津
止渴、利小便，可用于治疗中暑、胸闷心慌、小便不
利、消化不良、头昏眼花等症。

番茄所含的番茄红素由于其很强的抗氧化作用，
可以有效地减轻和预防心血管疾病，降低心血管疾病
的危险性。

此款果汁能够改善血液循环，预防心脏疾病。

贴心提示

我国的苹果主要品种有国光、元帅、红星、红
玉、青香蕉、倭绵、祝光等。其中以国光为最多。
国光苹果甜酸，风味较好，适合用来做拔丝苹果。

提神醒脑

香蕉苹果葡萄汁 ▶

健脑益智，消除疲劳

原料

香蕉
1根

苹果
1个

葡萄
8颗

饮用水
200毫升

做法

❶剥去香蕉的果皮和果肉上的果络；
将苹果洗净去核，切成块状；将葡萄
洗净去皮去子，切成块状；

❷将准备好的香蕉、苹果、葡萄和饮
用水一起放入榨汁机榨汁。

养生功效

中医认为香蕉性寒味甘，有清热解毒、润肠通便、
润肺止咳、降低血压和滋补功效。

苹果中的锌对儿童的记忆有益，能增强儿童的记
忆力。苹果所含有的香味和微酸的味道能够缓解因压
力过大造成的情绪低落或暴躁，还有提神醒脑的功效。

葡萄中的糖主要是葡萄糖，能很快地被人体吸收。
当人体出现低血糖时，若及时饮用葡萄汁，可很快使
症状缓解。

此款果汁能够健脑益智，消除各种疲劳。

松子番茄汁 　为大脑提供养分

原料

番茄
1 个

柠檬
2 片

松子
适量

饮用水
200 毫升

做法

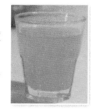

❶将番茄洗净，在沸水中浸泡 10 秒；剥去番茄的表皮并切成块状；将柠檬洗净切成块状；

❷将准备好的番茄、柠檬、松子和饮用水一起放入榨汁机榨汁。

养生功效

　　松子中所含的不饱和脂肪酸具有增强脑细胞代谢，维护脑细胞功能和神经功能的作用。其中的谷氨酸有很好的健脑作用，可增强记忆力。此外，松子中的磷和锰含量也非常丰富，这对大脑和神经都有很好的补益作用，是脑力劳动者的健脑佳品，对阿尔茨海默病也有很好的预防作用。

　　此款果汁能够益气健脑，适合于脑力劳动者。

贴心提示

　　松子具有滋阴养液、补益气血、润燥滑肠之功效，因此有滋补作用。松子中维生素 E 高达 30%，能够改善孕妇怀孕期间皮肤变差的情况，并预防流产和辅助治疗不孕。

香蕉苹果梨汁 ▶   健脑益智，消除疲劳

原料

香蕉	苹果	梨	饮用水
1个	1个	1个	100毫升

做法

❶剥去香蕉的果皮和果肉上的果络，切成块状；

❷将苹果、梨洗净切成块状；

❸将准备好的香蕉、苹果、梨和饮用水一起放入榨汁机榨汁。

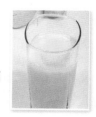

养生功效

香蕉含有相当多的钾和镁。钾能防止血压上升及肌肉痉挛，而镁则具有消除疲劳的效果。由于香蕉易于消化和吸收，因此从小孩到老年人，都能安心地食用，并补给均衡的营养，甚至对大脑也有一些帮助。

苹果特有的香味可以缓解压力过大造成的不良情绪，还有醒脑提神的功效。

此款果汁有养心益气、健脑益智的作用。

贴心提示

香蕉的采收大多于7～8分熟时，果皮仍为青绿色状态就进行，故通常不是能够马上食用。刚采收的香蕉，通常青涩难以入口。所以需要在采收后，置于阴凉的通风处，静待其果皮变黄的自然熟成。

增强免疫力

秋葵汁 ▶ 保持体力，增强抵抗力

原料

秋葵
3 根

蜂蜜
适量

牛奶
200 毫升

做法

① 把秋葵用热水焯一下；
② 将焯过的秋葵切成块状；
③ 把切好的秋葵和准备好的牛奶放入榨汁机榨汁；
④ 榨好后加入适量蜂蜜即可。

养生功效

对青壮年和运动员而言，秋葵可消除疲劳、迅速恢复体力。秋葵所含的特殊黏液，可以保护肠胃道；纤维素则能辅助消化，防治便秘，防止贫血及骨质疏松。

此款果汁能够调理人的精神状态，增强机体的抵抗力。

贴心提示

秋葵焯掉之后部分营养会流失，因而焯的时间不宜过长。

番茄酸奶果汁 ▶ 抗氧化，提高抗病能力

原料

番茄
2 个

酸奶
200 毫升

做法

① 在番茄的表面划几刀，放入沸水中10秒钟；

② 剥去番茄的表皮；

③ 将番茄切成块状；

④ 将切好的番茄和酸奶一起放入榨汁机中。

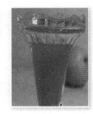

养生功效

番茄富含胡萝卜素，具有抗氧化的作用。番茄含的番茄红素，有抑制细菌的作用；番茄内的苹果酸和柠檬酸等有机酸，还有增加胃液酸度、帮助消化、调整胃肠功能的作用。

此款果汁具有抗氧化、提高抗病能力的作用。

贴心提示

未成熟的生番茄里含有龙葵碱，食后会使口腔苦涩，胃部不适，食多了可导致中毒。不宜空腹食用大量番茄，因为番茄中含有较多的胶质、果质、柿胶酚等成分，易与胃酸结合生成块状结石，造成胃部胀痛。

木瓜芝麻乳酸汁 ▶ 改善失眠、多梦症状

原料

木瓜
半个

芝麻
适量

乳酸饮料
100 毫升

饮用水
100 毫升

做法

① 将木瓜洗净，去皮去籽后切成块状；
② 将木瓜、乳酸饮料、饮用水、芝麻一起放入榨汁机榨汁。

养生功效

　　木瓜性平味甘，清心润肺、健胃益脾。木瓜里的酵素会帮助分解肉食，减低胃肠的工作量，帮助消化，防治便秘，并可预防消化系统癌变。木瓜能消除体内过氧化物等毒素，净化血液，对肝功能障碍及高血脂、高血压病具有防治效果。

　　乳酸饮料能够使肠道菌群的构成发生有益变化，改善人体胃肠道功能，恢复人体肠道内菌群平衡，形成抗菌生物屏障，维护人体健康。抑制腐败菌的繁殖，消解腐败菌产生的毒素，清除肠道垃圾。

　　此款果汁可以增强机体抵抗力，保证睡眠质量。

贴心提示

　　木瓜中的番木瓜碱，对人体有小毒，所以每次食用木瓜不宜过多。

胡萝卜甜菜根汁 补充维生素，提高免疫力

原料

胡萝卜
半根

甜菜根
1个

饮用水
200毫升

做法

① 将胡萝卜、甜菜根洗净切成块状；
② 将切好的胡萝卜、甜菜根和饮用水
一起放入榨汁机榨汁。

养生功效

胡萝卜含有能诱导人体自身产生干扰素的多种微量元素，可增强机体免疫力，抑制癌细胞的生长，对防癌抗癌有重要意义。

甜菜根富含铜，对于血液、中枢神经和免疫系统，头发、皮肤和骨骼组织以及脑和肝、心等内脏的发育和功能有重要影响。

此款果汁能够补充各种维生素，增强抵抗力。

贴心提示

阴性偏寒体质者、脾胃虚寒者不宜多食胡萝卜。胃及十二指肠溃疡、慢性胃炎、单纯甲状腺肿、先兆流产、子宫脱垂等患者少食萝卜。服用人参、西洋参时不要同时吃萝卜，以免药效相反，起不到补益作用。

番茄菠萝汁 ▶ 有利于蛋白质的消化

原料

番茄
1 个

菠萝
2 片

蜂蜜
适量

饮用水
200 毫升

做法

① 将番茄洗净，在沸水中浸泡 10 秒；剥去番茄的表皮，切成块状；将菠萝洗净，切碎；

② 将准备好的番茄、菠萝和饮用水一起放入榨汁机榨汁；在果汁内加入适量蜂蜜搅匀。

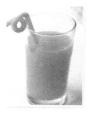

养生功效

　　每 100 克菠萝果实中所含的维生素 C 高达 30 毫克，并含有丰富的水分。它的果肉中含有一种能分解蛋白质的酵素，因此它能柔软肉质、消解血块。

　　此款果汁能够加强蛋白质的吸收，增强身体抗病能力。

贴 心 提 示

　　番茄含有多种维生素和营养成分，如维生素 C、维生素 A 以及叶酸、钾这些对人体非常重要的营养元素。特别是它所含的番茄红素，对人体的健康更有益处，而一些水果如西瓜、柚、杏只含有少量的番茄红素。

芹菜海带黄瓜汁 ▶ 排毒，防治心血管疾病

原料

| 芹菜 半根 | 海带 10厘米长 | 黄瓜 1根 | 饮用水 200毫升 |

做法

① 将海带在沸水中煮一会，除去咸味，并切成块状；将芹菜、黄瓜洗净切成块状；

② 将切好的芹菜、黄瓜、海带和饮用水一起放入榨汁机榨汁。

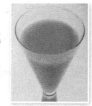

养生功效

芹菜含铁量较高，能补充妇女经血的损失，是缺铁性贫血患者的佳蔬，食之能避免皮肤苍白、干燥、面色无华。

海带氨酸及钾盐、钙元素可降低人体对胆固醇的吸收，降低血压。海带能提高机体的体液免疫，促进机体的细胞免疫。海带中含有大量的多不饱和脂肪酸EPA，能使血液的黏度降低，减少血管硬化。

此款果汁能够排出体内毒素，预防心血管疾病。

贴心提示

黄瓜切小丁，和煮花生米一起调拌，作为一道爽口凉菜，经常被使用。其实，这样搭配不是十分妥当。因为这两种食物搭配可能会引起腹泻。

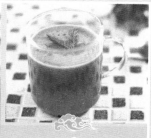

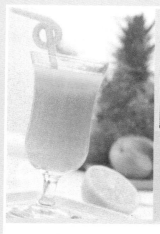

第 3 章
美容养颜的
蔬果汁

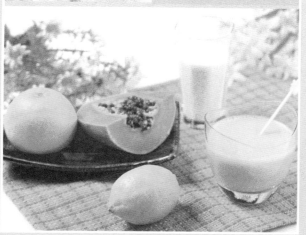

美白亮肤

香蕉木瓜酸奶汁 ▶ 　补充养分，有效排毒

原料

香蕉 1 根　木瓜 1 个　酸奶 200 毫升

做法

❶剥掉香蕉的皮和果肉上的果络，切成块状；

❷将木瓜洗净去子，切成块状；

❸将切好的香蕉、木瓜和酸奶一起放入榨汁机榨汁。

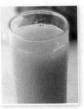

养生功效

　　香蕉能够帮助体内排毒，从而改善气色，同时，香蕉能够由内而外滋润皮肤，为肌肤补水，延缓衰老。

　　木瓜含有大量的胡萝卜素、维生素C及纤维素等，能帮助分解并去除肌肤表面老化的角质层细胞，所以是润肤、美颜、通便的美容圣品。同时，木瓜具有润肺功能，肺部得到适当的滋润后，气血通畅而无瘀滞，使身体更易吸收充足的营养，从而让皮肤变得光洁、柔嫩、细腻、皱纹减少、面色红润。

　　此款果汁能够畅体安神，美容焕肤。

蜜桃汁 ▶ 改善肌肤暗沉

原料

蜜桃
2 个

饮用水
200 毫升

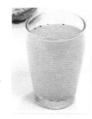

做法

❶将蜜桃洗净去核，切成块状；
❷将准备好的蜜桃和饮用水一起放入榨汁机榨汁。

养生功效

　　中医认为，桃子味甘、酸、性温，有生津润肠、活血消积、丰肌美肤作用。桃子含有较高的糖分，有使人肥美及改善皮肤弹性、使皮肤红润等作用。对于瘦弱者，常吃桃子有强壮身体、丰肌美肤作用。身体瘦弱、阳虚肾亏者，可用鲜桃数个，同米煮粥食。常服有丰肌悦色作用。中医有一条药方，名为五仁汤，能润肠通便、活血通，成分正是桃仁、火麻仁、郁李仁、柏子仁和杏仁，对于大便燥结、肝热血瘀和闭经之人特别有帮助，所以，多吃桃子可以缓解体内毒素堆积所引发的肥胖。

　　此款果汁能够消脂瘦身，改善肌肤暗沉。

贴心提示

　　内热偏盛、易生疮疖、糖尿病患者不宜多吃，婴儿、糖尿病患者、孕妇、月经过多忌饮。

葡萄柚蔬菜汁 ▶

排毒养颜，嫩白皮肤

原料

葡萄柚
2 片

白菜
2 片

饮用水
200 毫升

做法

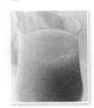

❶将葡萄柚去皮去子，切成块状；

❷将白菜洗净切碎；

❸将切好的葡萄柚、白菜和饮用水一起放入榨汁机榨汁。

养生功效

　　天然维生素P是葡萄柚最吸引人的地方，能增强毛细血管壁，防止瘀伤。有助于牙龈出血的预防和治疗。女性常吃葡萄柚还能亮白皮肤。

　　白菜营养丰富，其微量元素锌高于肉类，并含有能抑制亚硝酸胺吸收的钼。秋冬季节空气特别干燥，寒风对人的皮肤伤害极大。白菜中含有丰富的维生素C、维生素E，多吃白菜，可以起到很好的护肤和养颜效果。

　　此款果汁能够抑制食欲，补充维生素。

贴心提示

　　白菜性偏寒凉，胃寒腹痛、大便溏泻及寒痢者不可多饮。

柳橙柠檬汁 ▶ 调理气色差的症状

原料

柳橙
1个

柠檬
2片

饮用水
200毫升

做法

❶ 将柳橙去皮，切成块状；
❷ 将柠檬洗净，切成块状；
❸ 将切好的柳橙、柠檬和饮用水一起放入榨汁机榨汁。

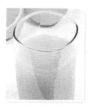

养生功效

　　由于柳橙中含有大量的维生素C，能平衡皮肤的酸碱值、帮助胶原蛋白形成，从而改善肤质和气色。

　　柠檬不单有美白的功效，而且其独特的果酸成分更可软化角质层，令肌肤变得美白而富有光泽。鲜柠檬泡水喝的最直接的功效就是美容，养成每天早晨喝一杯热柠檬水的习惯，柠檬汁的分量以半只柠檬为宜，这会使眼睛更有神、皮肤更红润。

　　此款果汁能够调理女性气色，尤其适合在熬夜疲劳后饮用。

贴心提示

　　中医认为，有些人是不适合吃橙子的，比如有口干咽燥、舌红苔少等现象的人。这是由于肝阴不足所导致的，橙子吃多了更容易伤肝气，发虚热。

芦荟甜瓜橘子汁 ▶

美容护肤，补肌益体

原料

芦荟	甜瓜	橘子	饮用水
6厘米	半个	1个	200毫升

做法

❶将芦荟洗净，切成块状；将甜瓜洗净去瓤，切成块状；剥去橘子的皮，分开；

❷将准备好的芦荟、甜瓜、橘子和饮用水一起放入榨汁机榨汁。

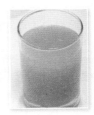

养生功效

芦荟有祛斑、祛痘、美白肌肤之功，增强皮肤亮度，皮肤保持湿润和弹性。

甜瓜富含碳水化合物，碳水化合物储存和提供热能，提供膳食纤维，解毒，增强肠道功能。

橘子富含维生素C与柠檬酸，前者具有美容作用，后者则具有消除疲劳的作用。

此款果汁能够美白肌肤，补充维生素。

贴心提示

甜瓜的瓜蒂有毒，如服瓜蒂过量，10～30分钟即感不适、恶心、剧烈呕吐、腹痛、腹泻、血压下降、紫绀、心音减弱、心率快，严重者昏迷、抽搐，最后因循环衰竭、呼吸麻痹而死亡。

橙子黄瓜汁▶ 美白肌肤

原料

橙子
1个

黄瓜
1根

蜂蜜
适量

饮用水
200 毫升

做法

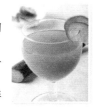

❶将橙子去皮，分开；将黄瓜洗净切成块状；

❷将准备好的橙子、黄瓜和饮用水一起放入榨汁机榨汁；

❸在榨好的果汁内加入适量蜂蜜搅拌均匀即可。

养生功效

橙子的维生素C含量丰富，能增强人体抵抗力，亦能将脂溶性有害物质排出体外，是很好的抗氧化剂。并且，橙子富含维生素C与柠檬酸，维生素C最显著的作用便是美容作用，柠檬酸则具有消除疲劳的作用。

黄瓜还含有丰富的黄瓜酶，能促进机体新陈代谢，收到润肤护发的美容效果，常用黄瓜汁洗脸，或捣烂敷面一小时后洗净，既舒展皱纹，又润肤消斑。黄瓜是一味可以美容的瓜菜，被称为"厨房里的美容剂"，经常食用或用来做面膜可有效地抗皮肤老化，减少皱纹的产生。如果因日晒引起皮肤发黑、粗糙，用黄瓜敷脸有良好的改善效果。

此款果汁能够抗氧化，美白肌肤。

清痘淡痕

黄瓜木瓜柠檬汁 ▶ 消除痘痘，滋润皮肤

原料

黄瓜 半根

木瓜 1个

柠檬 2片

饮用水 200毫升

做法

❶将黄瓜、柠檬洗净，切成块状；
❷将木瓜洗净去子，切成块状；
❸将准备好的黄瓜、木瓜、柠檬和饮用水一起放入榨汁机榨汁。

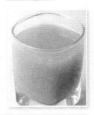

养生功效

黄瓜中的黄瓜酶是很强的活性生物酶，能促进机体的血液循环，起到补水润肤的作用。

木瓜含大量丰富的胡萝卜素、蛋白质、钙盐、蛋白酶、柠檬酶等，有美容养颜的功效。

柠檬中的柠檬酸具有防止和消除皮肤色素沉着的作用。

此款果汁能够抗氧化，排除毒素。

贴心提示

柠檬则要选柠檬蒂的下方呈现绿色的，因为这代表柠檬很新鲜。

柠檬生菜汁 ▶

消除油脂，痘痘立消

◤ 原料

柠檬
2 片

草莓
2 个

生菜
2 片

饮用水
200 毫升

做法

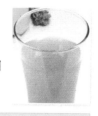

❶将柠檬、生菜洗净，切成块状；
❷将草莓去蒂，洗净切成块状；
❸将切好的柠檬、生菜、草莓和饮用
水一起放入榨汁机榨汁。

养生功效

柠檬对促进肌肤的新陈代谢、延缓衰老及抑制色
素沉着等十分有效。

生菜富含维生素，清爽利口，对于因饮食不当引
起的痘痘有调节作用。

草莓中丰富的维生素 C 可以使皮肤细腻而有弹
性。草莓汁还有滋润营养皮肤的功效，用它制成各种
高级美容霜，对减缓皮肤出现皱纹有显著效果。

此款果汁能够排毒消痘，抑制黑色素生成。

贴心提示

挑选草莓的时候应该尽量挑选色泽鲜亮、有光
泽，结实、手感较硬者；忌买太大的草莓和过于水
灵的草莓；也不要去买长得奇形怪状的畸形草莓；
最好尽量挑选表面光亮、有细小绒毛的草莓。

草莓橘子蔬果汁 ▶ 治疗粉刺，防止过敏

原料

草莓
4颗

生菜
2片

橘子
1个

饮用水
200毫升

做法

❶将草莓去蒂，洗净切成块状；将橘子去皮，切成块状；将生菜洗净，切碎；
❷将草莓、橘子、生菜和饮用水一起放入榨汁机榨汁。

养生功效

草莓性凉，味甘酸，有清热解毒、生津止渴、利尿止泻、利咽止咳的功效。草莓营养丰富，其主要成分为有机酸、碳水化合物、维生素A、维生素B_1、维生素C以及钙、磷、铁、钾等矿物质。草莓还可以减肥，因为它含有一种叫天冬氨酸的物质，可以自然而平缓地除去体内的"矿渣"。草莓既能滋润、清洁皮肤，更具温和的收敛作用及防皱功能。

此款果汁能够预防体质过敏。

贴心提示

采来现吃的草莓以果肩呈红色者为佳，要带回家的则以果肩部分尚为白色，其余部分已红的8分熟果实较好。

桃子蜂蜜牛奶果汁 ▶

防治粉刺，润肤养颜

原料

桃子
2个

蜂蜜
适量

牛奶
200 毫升

做法

❶将桃子洗净去核，切成块状；

❷将切好的桃子和牛奶一起放入榨汁机榨汁；

❸在榨好的果汁内加入适量蜂蜜搅拌均匀即可。

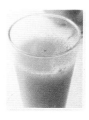

养生功效

桃子所含的果酸具有保湿功效，可以清除毛孔中的污垢，防止色素沉着，预防皱纹。另外，桃子中还含有大量的维生素 B 和维生素 C，能够使面部肤色健康、红润。对粗糙的皮肤，可以用桃片在洗净的脸上摩擦和按摩，然后再洗净，这一方法有助于保持皮肤的光滑与柔嫩。

此款果汁能够排除毒素，润肤美颜。

贴心提示

桃子虽好，也有禁忌：一是未成熟的桃子不能吃，否则会腹胀或生疖痈；二是即使是成熟的桃子，也不能吃得太多，太多会令人生热上火；三是桃糖尿病患者血糖过高时应少食桃子。

猕猴桃酸奶汁 ▶　消痘除印

原料

猕猴桃
3个

酸奶
200毫升

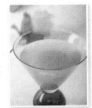

做法

① 将猕猴桃去皮，洗净切成块状；
② 将切好的猕猴桃和酸奶一起放入榨汁机榨汁。

养生功效

　　猕猴桃中的微酸，能促进肠胃蠕动，减少肠胃胀气，改善睡眠状态。猕猴桃有丰富的维生素C，吃一个猕猴桃基本可以满足人体一天对维生素C的需求，且果肉中黑色颗粒部分，有丰富的维生素E，可以防止发生黄斑病变。且猕猴桃属低脂低热量水果，还有丰富的叶酸、膳食纤维、钾等。猕猴桃中所含的精氨酸能帮助伤口愈合，并有治疗阳痿的作用。猕猴桃中含有多种氨基酸，像谷氨酸及精氨酸这两种氨基酸可作为脑部神经传导物质、可促进生长激素分泌。猕猴桃含有大量的天然糖醇类物质肌醇，能有效地调节糖代谢，对防治糖尿病和抑郁症有独特功效。猕猴桃含有维生素C、维生素E、维生素K等多种维生素，属营养和膳食纤维丰富的低脂肪食品，对减肥健美、美容有独特的功效。

　　酸奶和猕猴桃搭配在一起，可以更加完美地发挥各自的作用，对于长痘痘的人来说，尤为适宜。

草莓柠檬汁▶　针对粉刺、痤疮

原料

草莓
6 颗

柠檬
2 片

饮用水
200 毫升

做法

①将草莓洗净去蒂，切成块状；
②将柠檬洗净，切成块状；
③将准备好的草莓、柠檬和饮用水一起放入榨汁机榨汁。

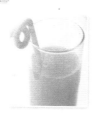

养生功效

　　富含纤维素或叶绿素的食物具有解毒功能，多吃有助于消除体内累积的毒性物质。草莓是不可忽略的排毒水果，热量不高，而且又含有维生素 C。草莓中丰富的维生素 C 会使皮肤细腻，富有弹性。

　　柠檬是维生素 C 含量最高的水果之一，每天早晨空腹喝柠檬汁最佳，可以有预防感染、清洁肠道、消除脂肪、降低血脂、润白肌肤的作用。

　　此款果汁能够抗氧化，预防皮肤老化。

贴心提示

　　柠檬一般不生食，而是加工成饮料或食品。如柠檬汁、柠檬果酱、柠檬片、柠檬饼等，可以发挥同样的药物作用，如提高视力及暗适应性，减轻疲劳等。

赶走斑纹

柠檬芹菜香瓜汁▶ 　淡化黑斑，清除雀斑

原料

柠檬
2 片

芹菜
半根

香瓜
半个

饮用水
200 毫升

做法

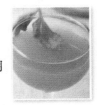

❶将柠檬、芹菜洗净，切成块状；
❷将香瓜去皮去子，洗净切成块状；
❸将切好的柠檬、芹菜、香瓜和饮用水一起放入榨汁机榨汁。

养生功效

　　柠檬能促进肌肤新陈代谢及抑制色素暗沉等方面十分有效。鲜柠檬维生素含量极为丰富，是美容的天然佳品，能防止和消除皮肤色素沉着，具有美白作用。
　　芹菜还能改善皮肤苍白、干燥、面色无华的现象。
　　香瓜营养丰富，可补充人体所需的能量及营养素，并且能够保持皮肤水润，淡化黑色素。
　　此款果汁能够淡化黑色素，使皮肤白皙。

贴心提示

　　出血及体虚者，脾胃虚寒、腹胀便溏者忌饮。

猕猴桃甜橙柠檬汁 ▶

消除黑色素

原料

猕猴桃
1 个

甜橙
半个
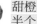

柠檬
2 片

饮用水
200 毫升

做法

❶将猕猴桃去皮，洗净切成块状；将甜橙去皮去子，切成块状；将柠檬洗净切成块状；

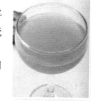

❷将准备好的猕猴桃、甜橙、柠檬和饮用水一起放入榨汁机榨汁。

养生功效

　　常吃猕猴桃好处多多，尤其对女性来说，猕猴桃更是一种"美容圣果"，具有除斑、排毒、美容、抗衰老等作用，同时还是女性减肥的好帮手。猕猴桃之所以能够起到美白、祛斑的作用，原因就是其中的维生素 C 能有效抑制皮肤内多巴醌的氧化作用，使皮肤中深色氧化型色素转化为还原型浅色素，干扰黑色素的形成，预防色素沉淀，从而保持皮肤白皙。

　　橙子性味酸凉，具有行气化痰、健脾温胃、助消化、增食欲等药用功效。

　　此款果汁能够淡化色斑，延缓衰老。

葡萄柚甜椒汁 ▶ 美白祛斑

原料

葡萄柚
半个

甜椒
1个

蜂蜜
适量

饮用水
200 毫升

做法

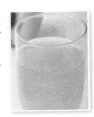

❶将葡萄柚去皮，切成块状；将甜椒洗净去子，切成块状；

❷将准备好的葡萄柚、甜椒和饮用水一起榨汁；

❸在榨好的果汁内加入适量蜂蜜搅匀。

养生功效

　　葡萄柚含有非常丰富的营养成分，其果汁略有苦味，但是口感非常清新舒适。葡萄柚含有的维生素P，能够防止维生素C被氧化；能够强化对皮肤毛细孔的功能；可以加速受伤皮肤组织的复原，女性常吃葡萄柚是符合"自然美"原则的。

　　甜椒特有的味道和所含的辣椒素有刺激唾液和胃液分泌的作用，能增进食欲，促进肠蠕动，防止便秘。

　　此款果汁能够抗氧化，美白祛斑。

贴心提示

　　服药时别吃葡萄柚，尤其是治心绞痛、降血压、降血脂、抗组织胺等药，因为葡萄柚汁含有黄酮类，会抑制肝脏药物的代谢，导致药效增强而发生危险。

胡萝卜芦笋橙子汁 ▶ 抑制黑色素形成

原料

胡萝卜 1 根　　芦笋 1 根　　橙子 1 个　　柠檬 2 片

做法

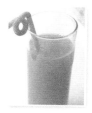

❶ 将胡萝卜、芦笋洗净，切成块状；将橙子去皮，分开；将柠檬洗净，切成块状；

❷ 将准备好的胡萝卜、芦笋、橙子、柠檬和饮用水一起放入榨汁机榨汁。

养生功效

　　长期吃胡萝卜，既可获得较好的强身健体效果，又可使皮肤处于健康状态，变得光泽、红润、细嫩。

　　芦笋有利尿、消除黑色素的功效。

　　橙子中几乎含有水果能提供的所有营养成分，能增强人体免疫力、促进病体恢复、加速伤口愈合。

　　此款果汁含有丰富的胡萝卜素、维生素C、维生素E，能有效淡化雀斑，减少黑色素形成。

贴心提示

　　不宜食用切碎后水洗或久浸于水中的萝卜；食用时不宜加醋太多，以免胡萝卜素损失；不可与白萝卜同时食用；不宜与富含维生素C的蔬菜同食破坏维生素C，降低营养价值。

柿叶柠檬柚子汁 ▶　防止细胞老化，美白肌肤

◤原料

嫩柿叶
6 片

柠檬
2 片

葡萄柚
半个

饮用水
200 毫升

做法

①将柿叶洗净；将柠檬洗净，切成块状；将葡萄柚去皮，分开；

②将准备好嫩柿叶、柠檬、葡萄柚和饮用水一起放入榨汁机榨汁。

养生功效

　　柿叶能够安神、美容，消退老年斑。

　　每天早起喝一杯热柠檬水可以增添人的精气神，使面部红润有光泽，同时对于清除体内垃圾同样有效。热柠檬汁加蜂蜜能润肺止咳、去烦消渴、开胃解酒毒、美白润肤、降低胆固醇。

　　葡萄柚果肉及果皮具有清凉祛火、镇咳化痰、养颜益寿等药用、保健和美容功效，是全面的营养水果。

　　此款果汁能够防止细胞老化，美白肌肤。

贴心提示

　　把采回的柿叶用线穿成串，投入 85℃ 的热水锅中浸 15 秒钟，随即投入冷水缸内浸冷，提出后放通风处风干。充分干燥后的柿叶，再经粉碎，装入密封的容器内，即成为柿叶茶。

晒后修复

抹茶牛奶汁 ▶ 抗氧化，亮白肌肤

原料

抹茶粉
2 勺

牛奶
200 毫升

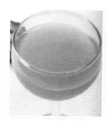

做法

将牛奶和抹茶粉放入榨汁机搅拌即可。

养生功效

抹茶含有丰富的纤维素，具有消食解腻、减肥健美、去除痘痘的功效。抹茶中的茶多酚能清除机体内过多的有害自由基，能够再生人体内各种高效抗氧化物质，从而保护和修复抗氧化系统，对增强机体免疫力、对防癌、防衰老都有显著效果。

抹茶与牛奶相结合，对于促进血液循环，延缓衰老、抵制晒斑有十分显著的疗效。

此款果汁能够抗氧化，修复晒后皮肤。

贴心提示

抹茶是将茶叶用石磨碾磨而成的粉末，它保留了茶叶中丰富的儿茶酚和维生素，用抹茶制作果汁时，可以使用牛奶、酸奶或者冰激凌。

孕喂易做

黄瓜猕猴桃汁

抗衰老，养颜美容

原料

黄瓜	猕猴桃	柠檬	饮用水
1根	2个	2片	200毫升

做法

①将黄瓜、柠檬去皮洗净，切成块状；
②将猕猴桃去皮洗净，切成块状；
③将黄瓜、猕猴桃、柠檬和饮用水一起放入榨汁机榨汁。

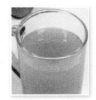

养生功效

　　猕猴桃是一种高营养水果，除含有猕猴桃碱、蛋白水解酶、单宁果胶和碳水化合物等有机物，还含有可溶性固形物。猕猴桃汁可抑制黑色素瘤和皮肤癌的发生；猕猴桃果实中含有精氨酸，心脏病学家发现它可改善血液流动和阻止了动脉血中血栓的形成。

　　黄瓜、猕猴桃、柠檬均含有丰富的维生素C，有很强的抗氧化作用。

贴心提示

　　猕猴桃果实对环境中的乙烯特别敏感，乙烯浓度愈高，其成熟速度愈快。因此，目前常用乙烯气体或乙烯利催熟果实，从而使上市的时间提早。

菠菜番茄汁 ▶ 抗氧化，预防晒斑

▼ 原料

菠菜
2 棵

番茄
1 个

柠檬
2 片

饮用水
200 毫升

做法

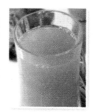

❶将菠菜、柠檬洗净切碎；将番茄洗净，在沸水中浸泡 10 秒；剥去番茄的表皮，切成块状；

❷将准备好的菠菜、番茄、柠檬和饮用水一起放入榨汁机榨汁。

养生功效

　　番茄含胡萝卜素和维生素 A、维生素 C，有祛雀斑、减少色斑沉着、美容、抗衰老、护肤等功效。

　　番茄中含有丰富的番茄红素，而番茄红素的抗氧化能力是维生素 C 的 20 倍。

　　柠檬所含的柠檬酸不但能防止和消除色素在皮肤内的沉着，而且能软化皮肤的角质层，令肌肤变得白净有光泽。

　　此款果汁能够抗氧化，预防晒斑。

贴心提示

　　不能吃未成熟的番茄。未熟番茄含有大量番茄碱，多吃了会发生中毒，出现恶心、呕吐及全身疲乏等症状，严重的还会发生生命危险。

西蓝花芒果汁 ▶

富含维生素，美容养颜

原料

西蓝花
2 朵

芒果
1 个

饮用水
200 毫升

做法

❶将西蓝花洗净，在热水中焯一下，切块；

❷将芒果去皮去核，将果肉切成块状；

❸将准备好的西蓝花、芒果和饮用水一起放入榨汁机榨汁。

养生功效

　　西蓝花含有丰富的维生素 A、维生素 C 和胡萝卜素，能增强皮肤的抗损伤能力，有助于保持皮肤弹性。

　　芒果富含的胡萝卜素，可以活化细胞、促进新陈代谢、防止皮肤粗糙干涩。若皮肤胶原蛋白弹性不足就容易出现皱纹。芒果是预防皱纹的最佳水果，因为含有丰富的 β- 胡萝卜素和独一无二的酶，能激发肌肤细胞活力，促进废弃物排出，有助于保持胶原蛋白弹性，有效延缓皱纹出现。

　　此款果汁能够预防黑色素生成。

贴心提示

　　芒果性质带湿毒，若本身患有皮肤病或肿瘤，应避免进食。

草莓橙子牛奶汁 ▶ 　抗氧化，防止晒斑

原料

草莓
8 颗

橙子
1 个

柠檬
2 片

牛奶
200 毫升

做法

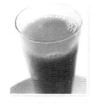

①将草莓洗净去蒂，切成块状；将橙子去皮，分开；将柠檬洗净切成块状；
②将准备好的草莓、橙子、柠檬和牛奶一起放入榨汁机榨汁。

养生功效

　　食用草莓能促进人体细胞的形成，维持牙齿、骨、血管、肌肉的正常功能和促进伤口愈合，能促使抗体的形成，增强人体抵抗力，并且还有解毒作用。

　　牛奶中的维生素 B_2 能提高视力。常喝牛奶能预防动脉硬化。牛奶含钙量高，吸收好。睡前喝牛奶能帮助睡眠。牛奶中的纯蛋白含量高，常喝牛奶可美容。

　　此款果汁对于预防晒斑有明显效果。

贴心提示

　　买来的牛奶（没有煮过或微波炉加热过的）迅速倒入干净的透明玻璃杯中，然后慢慢倾斜玻璃杯，如果有薄薄的奶膜留在杯子内壁，且不挂杯，容易用水冲下来，那就是原料新鲜的牛奶。

绿茶牛奶 ▶ 修复晒后肌肤

原料

绿茶粉
2勺

牛奶
100毫升

豆浆
100毫升

做法

将绿茶粉用温豆浆沏开，再加入牛奶搅拌均匀即可。

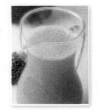

养生功效

　　绿茶中的茶多酚是水溶性物质，用它洗脸能清除面部的油腻，收敛毛孔，具有消毒、灭菌、抗皮肤老化，减少日光中的紫外线辐射对皮肤的损伤等功效。绿茶中含有维生素C及类黄酮，其中的类黄酮能增强维生素C的抗氧化功效，能维持皮肤美白。

　　豆浆和牛奶均有抗氧化的作用，修复皮肤的作用。此款果汁能够修复晒后肌肤。

贴 心 提 示

　　绿茶中含有一定的咖啡因，和茶多酚并存时，能制止咖啡因在胃部产生作用，避免刺激胃酸的分泌，使咖啡因的弊端不在体内发挥，但却促进中枢神经、心脏与肝脏的功能。

芦荟柠檬汁 ▶  促进消化，亮白肌肤

原料

| 芦荟  | 柠檬 | 胡萝卜 | 饮用水 |
| 10 厘米长 | 2 片 | 1 根 | 200 毫升 |

做法

❶将芦荟、柠檬洗净，切成块状；将胡萝卜去皮洗净，切成块状；

❷将准备好的芦荟、柠檬、胡萝卜和饮用水一起放入榨汁机榨汁。

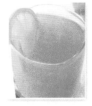

养生功效

　　芦荟中含的多糖和多种维生素对人体皮肤有良好的营养、滋润、增白作用；芦荟中含的胶质能使皮肤、肌肉细胞收缩，能保护水分，恢复弹性，消除皱纹。芦荟对面部痤疮、粉刺有良好的治疗作用。

　　柠檬是美白的圣品。它含有丰富的维生素C，其主要成分是柠檬酸。柠檬有漂白作用，对肌肤美白、皮肤老化，具有极佳的效果，对消除疲劳也很有帮助。

　　此款果汁能够修复晒后皮肤。

贴 心 提 示

　　鲜柠檬直接饮用：将柠檬鲜果洗净，横切成 2 毫米厚的片，去籽后直接放入杯中沏凉开水，加入适量冰糖即可饮用。

消皱嫩肤

桑葚柠檬牛奶汁 ▶

消除皱纹，延缓衰老

原料

桑葚
8颗

柠檬
2片

牛奶
200毫升

做法

① 将桑葚、柠檬洗净，切成块状；
② 将切好的桑葚、柠檬和牛奶一起放入榨汁机榨汁。

养生功效

桑葚含有丰富的活性蛋白、维生素、氨基酸、胡萝卜素、矿物素等成分，常吃桑葚能显著提高人体免疫力，具有抗氧化、延缓衰老的功效。

柠檬是碱性食品，有很强的抗氧化作用，能够抗氧化，延缓衰老，促进肌肤的新陈代谢及抑制黑色素沉着。

牛奶和桑葚一起不仅能够增强肌肤的抗氧化功能，还能够增强肠胃蠕动力，起到清体美肤的效果。

此款果汁具有预防和消除皮肤色素的作用。

贴心提示

清洗和盛桑葚器皿宜选用瓷器，忌用铁器。

香蕉杏仁汁▶ 　永葆肌肤年轻

原料

香蕉
1 根

玉米粒
适量

杏仁粉
适量

饮用水
200 毫升

做法

❶剥去香蕉的皮和果肉上的果络，切成块状；

❷将准备好的香蕉、玉米粒、杏仁粉和饮用水一起放入榨汁机榨汁。

养生功效

　　全脂杏仁粉含有 49% 的杏仁油，可保养皮肤，淡化色斑，使皮肤白嫩。杏仁含天然维生素 E，常吃杏仁能养颜美容，滋润皮肤。

　　玉米味甘性平，具有调中开胃，益肺宁心，清湿热，利肝胆，延缓衰老等功能。玉米可预防心脏病和癌症。玉米富含维生素 C 等，有长寿、美容作用。此款果汁能够抗氧化，养颜美容。

贴 心 提 示

　　杏仁粉主要的原料就是纯杏仁粉，由于杏仁粉是单不饱和脂肪酸的来源，就是俗称的"好脂肪"，所以可以产生医学上常说的"假温饱"，坚持服用可以起到明显的瘦身效果，对心脏的健康也很有利，很好地发挥了抗衰老作用。

西瓜番茄汁▶ 抗氧化，平复皱纹

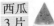 西瓜
3 片

 番茄
1 个

 柠檬
2 片

 饮用水
200 毫升

做法

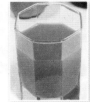

①将西瓜去皮去子，切块；将番茄洗净后剥皮，并切块；将柠檬洗净，切成块状；

②将准备好的西瓜、番茄、柠檬和饮用水一起放入榨汁机榨汁。

养生功效

西瓜含多种具有皮肤生理活性的氨基酸，这些成分最容易被皮肤吸收，对面部皮肤的滋润、防晒、增白效果很好。

番茄富含的番茄红素能抵抗衰老，增强免疫系统，减少疾病的发生。番茄红素还能减少色斑沉着。

新鲜柠檬的维生素含量最为丰富，是天然的美容佳品，具有防止和消除黑色素沉着，美白肌肤的作用。

此款果汁能够补水，消除皱纹。

 贴心提示

用西瓜皮擦肌肤，10～15分钟后用水洗净，有养肤、嫩肤、美肤和防治痱疖的作用。

芒果芹菜汁▶ 强化维生素吸收，抗氧化

原料

芒果
1 个

芹菜
1 根

饮用水
200 毫升

做法

❶将芒果洗净去皮去核，切成块状；将芹菜洗净，切成块状；

❷将准备好的芒果、芹菜和饮用水一起放入榨汁机榨汁；在果汁内加入适量蜂蜜并搅匀。

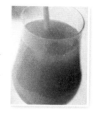

养生功效

芒果富含维生素 A，能有效地激发肌肤的细胞活力，可以使肌肤迅速排出废弃物，重现光彩活力。在芒果丰富的维生素影响下，可以使皮肤变得细嫩。

此款果汁能够去除皮肤黑色素，使肌肤保持水嫩。

贴心提示

过敏体质者要慎吃芒果，吃完后要及时清洗掉残留在口唇周围皮肤上的芒果汁肉，以免发生过敏反应。即使本身没有敏感史者，一口气吃数个芒果也会立即有失声之感，幸好可马上用淡盐水漱口化解。

抹茶香蕉牛奶汁 ▶ 抗氧化，保养肌肤

原料

香蕉
1根

抹茶粉
1勺

牛奶
200毫升

做法

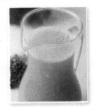

①剥去香蕉的皮和果肉上的果络，并切成块状；

②将准备好的香蕉、抹茶粉和牛奶一起放入榨汁机榨汁。

养生功效

香蕉含多种维生素，并且胆固醇低，常吃香蕉能使皮肤细腻柔美。

抹茶含丰富维生素C，泡抹茶水温不宜过高，这样维生素C不会遭到破坏，故饮抹茶是补充天然维生素C的最佳办法。

此款果汁能够抗氧化，保养肌肤。

贴心提示

市场上的抹茶和绿茶粉混淆，鉴别时需要注意：

1. 颜色：抹茶因为覆盖蒸青，呈深绿或者墨绿，绿茶粉为草绿。

2. 味道：抹茶因为采用进口树种，所以不涩稍苦，绿茶粉略苦涩。

西瓜芹菜胡萝卜汁 ▶ 防止细胞老化

原料

西瓜
2 片

胡萝卜
1 根

芹菜
半根

柠檬
2 片

做法

❶将西瓜去皮去子，切块；将芹菜、柠檬洗净，切块；将胡萝卜洗净去皮，切块；

❷将准备好的西瓜、芹菜、胡萝卜、柠檬和饮用水一起放入榨汁机榨汁。

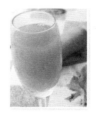

养生功效

　　一天半个西瓜就能起到降温解暑、抗衰老的作用。西瓜中含有多种营养成分，这些营养成分，易被皮肤吸收，对面部皮肤的滋润、营养、防晒、增白效果好。

　　胡萝卜含有大量胡萝卜素、木质素不仅能够起到防癌作用，还能滋润皮肤，使肌肤保持柔嫩。

　　此款果汁能够维护皮肤健康，防止皮肤老化。

贴心提示

　　西瓜切开后经较长时间冷藏，瓜瓤表面形成一层膜，冷气被瓜瓤吸收，瓜瓤里的水分往往结成冰晶。人咬食"冰"西瓜时，口腔内的唾液腺、舌部味觉神经和牙周神经都会因冷刺激几乎处于麻痹状态，以致难以"品"出西瓜的甜味和诱人的"沙"味。

乌发润发

黄豆粉香蕉汁▶ 改善脱发、须发早白

原料

香蕉
1根

黄豆粉
1勺

饮用水
200毫升

做法

❶去掉香蕉的皮和果肉上的果络，将香蕉切成块状；

❷将切好的香蕉和饮用水，黄豆粉一起放入榨汁机榨汁。

养生功效

　　香蕉所含的核黄素能够促进人体的生长和发育，对于生发养发亦有好处。

　　吃黄豆对皮肤干燥粗糙、头发干枯大有好处，可提高肌肤的新陈代谢，促使机体排毒，令肌肤常葆青春。

　　此款果汁能够细嫩皮肤，改善干枯发质。

贴心提示

　　黄豆性偏寒，胃寒者和易腹泻、腹胀、脾虚者以及常出现遗精的肾亏者不宜多食。有肾脏疾病及痛风的病人，应该少喝豆浆。

胡萝卜苹果姜汁 ▶ 保持头皮健康

原料

胡萝卜
1 根

苹果
1 个

生姜
2 片

饮用水
200 毫升

做法

❶将胡萝卜洗净去皮，切成块状；将
苹果洗净去核，切成块状；将生姜洗
净去皮，切成块状；

❷将切好的胡萝卜、苹果、生姜和饮
用水一起放入榨汁机榨汁。

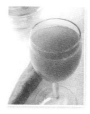

养生功效

头发的生长与脱落、润泽与枯槁，均与肾的精气
盛衰有关，吃苹果能增强肾脏功能，从而有利于头发
的保养。

生姜中所含的姜辣素和二苯基庚烷类化合物的结
构均具有很强的抗氧化和清除自由基作用，吃姜能抗
衰老，养发美颜。

此款果汁能够保持头皮健康。

贴心提示

β-胡萝卜素会被人体转换成维生素 A。如果人
体摄入过量的维生素 A 会造成中毒。所以只有当有需
要时，人体才会将 β-胡萝卜素转换成维生素 A。这一
个特征使 β-胡萝卜素成为维生素 A 的一个安全来源。

苹果芥蓝汁 ▶　　治疗脱发

原料

苹果
2个

芥蓝
1棵

饮用水
200毫升

做法

① 将苹果洗净去核，切成块状；
② 将芥蓝洗净切成块状；
③ 将切好的苹果、芥蓝和饮用水一起放入榨汁机榨汁。

养生功效

　　锌与核酸及蛋白质的合成及对细胞的生长有密切的关系。含锌酶参与骨骼生长与营养物质代谢；锌还是维持皮肤正常生长所必需的元素。吃苹果能够补锌，可使毛发色素变深，能够增长头发。

　　芥蓝营养丰富，能润肠，去热气，下虚火；其所含的纤维素、糖类等能够起到生发的作用。

　　苹果中的锌元素能够促进头发生长；芥蓝则能去除肠胃湿热，养神补血。

　　此款果汁能够祛除湿热，生津养血，养发护发。

贴心提示

　　芥蓝味甘，性辛，除有利水化痰、解毒祛风作用外，还有耗人真气的副作用。久食芥蓝，可抑制性激素的分泌。

核桃油梨牛奶汁 ▶

调理发质干枯

原料

油梨
1 个
核桃仁
适量
黑芝麻
适量
牛奶
200 毫升

做法

❶将油梨洗净去皮去核，切成块状；
❷将准备好的油梨、牛奶、黑芝麻和
核桃仁一起放入榨汁机榨汁。

养生功效

油梨中所含丰富的维生素和微量元素对于营养发
质有很好作用。

核桃油对于头发也有护理作用，洗发后，往脸盆
中注入少量温水，滴入核桃油若干，在掌心直接轻轻
擦入头发，常用可使头发变得柔软、光滑和秀美，防
止枯黄、脱发、减少头皮屑。

中医认为，黑芝麻可有效治疗肝肾精血不足所致
的眩晕、须发早白、脱发、皮燥发枯、肠燥便秘等病症。

此款果汁能够乌发养发，调理受损发质。

贴心提示

辨别真假黑芝麻的方法其实很简单，只要找出
一粒断口的黑芝麻，看断口部分的颜色即可，如果
断口部分也是黑色的，那就说明是染色的；如果断
口部分是白色的，那就说明这种黑芝麻是真的。

香蕉橙子豆浆汁 ▶ 保持发丝光泽

原料

香蕉
1根

橙子
1个

豆浆
200毫升

做法

❶ 剥去香蕉的皮和果肉上的果络;
❷ 将橙子去皮,分开;
❸ 将准备好的香蕉、橙子和豆浆一起放入榨汁机榨汁。

养生功效

香蕉含有丰富的钾,具有保湿的功效,将香蕉捣成泥状敷在头发上,兼具温和清洁及保湿效果。

橙子性寒,有清热降逆的功效。橙子富含的维生素C,对于美白肌肤、生发养发有很好的辅助作用。豆浆中所含的硒、维生素E、维生素C,有很大的抗氧化功能,能使人体的细胞"返老还童"。

贴心提示

过量食用香蕉对身体健康非常不利。香蕉中含有较多的镁、钾等元素,这些矿物质元素虽然是人体健康所必需的,但若在短时间内一下子摄入过多,就会引起血液中镁、钾含量急剧增加,造成体内钾、钠、钙、镁等元素的比例失调,对健康产生危害。

黑芝麻芦笋豆浆汁 ▶ 防治少白头和脱发

原料

芦笋
1 根

菠萝
2 片

黑芝麻
适量

豆浆
200 毫升

做法

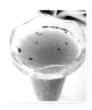

❶将芦笋去皮，切成块状；将菠萝洗净，切成块状；

❷将准备好的芦笋、菠萝、豆浆和黑芝麻一起放入榨汁机榨汁。

养生功效

　　黑芝麻含有的多种人体必需氨基酸，在维生素 E 和维生素 B_1 的作用参与下，能加速人体的代谢功能；黑芝麻含有的铁和维生素 E 是预防贫血、活化脑细胞、消除血管胆固醇的重要成分。黑芝麻在乌发养颜方面的功效更是有口皆碑。

　　此款果汁能够预防脱发，掉发。

贴心提示

　　染色黑芝麻的鉴定方法：将生黑芝麻放入冷水中，如掉色快，很有可能是被染色。也可以将黑芝麻放在手心，如果手心很快出现黑色，说明黑芝麻很有可能是被染色了。

黑芝麻香蕉汁 ▶ 养发护发

原料

香蕉
1根

黑芝麻
1勺

饮用水
200毫升

做法

❶剥去香蕉的皮和果肉上的果络，切成块状；
❷将准备好的香蕉、黑芝麻和饮用水一起放入榨汁机榨汁。

养生功效

　　香蕉中含有多种营养物质，且含钠量低，不含胆固醇，食后既能供给人体各种营养素，又不会使人发胖。

　　黑芝麻中的维生素 B_2 有助于头皮内的血液循环，促进头发的生长，并对头发起滋润作用，防止头发干燥和发脆。黑芝麻含有头发生长所需的必需脂肪酸、含硫氨基酸，与多种微量矿物质，富含的优质蛋白质、不饱和脂肪酸、钙等营养物质均可养护头发，防止脱发和白发，使头发保持乌黑亮丽。除了含脂肪、蛋白质、钙、磷、铁之外，还含有大量的亚油酸、棕榈酸、花生酸等不饱和脂肪酸和卵磷脂，能溶解凝固在血管壁上的胆固醇。而芝麻中的卵磷脂不仅有润肤之效，还能预防脱发和生白发；另外含有维生素 B_1 和丰富的维生素E，这些都是人体所必需的生发营养素。

　　此款果汁能够改善皮燥发枯现象。

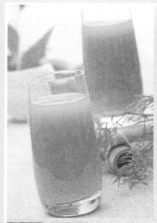

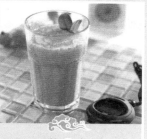

第 **4** 章

减肥塑身的蔬果汁

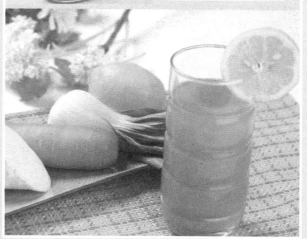

消脂瘦身

番茄牛奶蜜 ▶　瘦身美容，强健体魄

原料

番茄
1 个

牛奶
200 毫升

做法

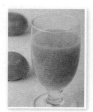

① 在番茄的表皮上划几道口子，在沸水中浸泡 10 秒；

② 去掉番茄的皮，切成块状；

③ 将切好的番茄和牛奶一起放入榨汁机榨汁。

养生功效

　　番茄所含苹果酸、柠檬酸等有机酸，能促使胃液分泌，加强对脂肪及蛋白质的消化。胡萝卜素和维生素有祛雀斑、美容、抗衰老、护肤等功效。番茄红素具有抗氧化能力，能清除自由基，保护细胞。

　　此款果汁能够抗氧化，预防便秘。

贴 心 提 示

　　番茄红素对氧化反应敏感，经日光照射会损失，所以贮藏番茄制品时要尽量避光避氧，放置阴凉处。

香蕉苦瓜果汁▶

降脂降糖，纤体瘦身

原料

香蕉
1 根

苦瓜
4 厘米长

饮用水
200 毫升

做法

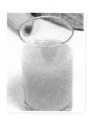

①剥去香蕉的皮和果肉上的果络，并切成块状；

②将苦瓜洗净在沸水中焯一下，切成丁；

③将切好的香蕉、苦瓜和饮用水一起放入榨汁机榨汁。

养生功效

常吃香蕉可以促消化，具有一定的减肥功效。

苦瓜含有丰富的维生素 C，可以预防坏血病、保护细胞膜、防止动脉粥样硬化、提高机体应激能力、保护心脏等。苦瓜素被誉为"脂肪杀手"，能够减少人体对脂肪和多糖的摄取，所以很多人都在用苦瓜减肥。

此款果汁富含大量的食物纤维，经常饮用能够促进脂肪和胆固醇的分解，达到纤体的效果。

贴心提示

在选购香蕉的时候，要用手捏捏，富有弹性的比较好，如果香蕉质地过硬的话，则说明其比较生，而太软的话又可能是过熟容易腐烂。

圣女果芒果汁 ▶　降低血脂，轻松减肥

原料

圣女果
4个

芒果
半个

饮用水
200毫升

做法

❶将圣女果清洗干净，去掉果蒂，切成小块；

❷将芒果清洗干净，去掉外皮和果核，切成小块；

❸将切好的圣女果、芒果和饮用水一起放入榨汁机榨汁。

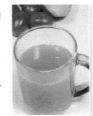

养生功效

　　圣女果中维生素PP的含量居果蔬之首，是保护皮肤、维护胃液正常分泌、促进红细胞生成的重要元素，同时还具有非常好的美容、防晒效果。

　　食用芒果能够具有益胃、解渴、利尿的功用，有助于消除水肿所造成的肥胖。

　　此款果汁能够强壮身体、瘦身排毒。

贴心提示

　　不宜大量生吃圣女果，尤其是脾胃虚寒及月经期间的妇女。如果只把圣女果当成水果吃补充维生素C，或盛夏清暑热，则以生吃为佳。

猕猴桃蔬菜汁 ▶ 改善身体亚健康，健康减肥

原料

猕猴桃
1 个

生菜
2 片

白菜
2 片

饮用水
200 毫升

做法

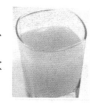

① 将猕猴桃去皮，切成块状；将白菜、生菜洗净后切碎；

② 将切好的猕猴桃、生菜、白菜和饮用水一起放入榨汁机榨汁。

养生功效

猕猴桃含有丰富的维生素 C，可强化免疫系统，促进伤口愈合和对铁质的吸收；猕猴桃还含有其他水果中少见的镁。猕猴桃是最合适的减肥食品。因为它虽然营养丰富但热量极低，其特有的膳食纤维不但能够促进消化吸收，还可以令人产生饱腹感。

生菜味道清新且略带苦味，可刺激消化酶分泌，增进食欲。其乳状浆液可增强胃液、消化腺的分泌和胆汁的分泌，从而促进各消化器官的功能，对消化功能减弱、消化道中酸性降低和便秘病人具有治疗作用。生菜是很适合生吃的蔬菜，对于减肥亦有帮助。

大白菜富含胡萝卜素、维生素、矿物质等，中医认为其性微寒，经常食用具有养胃生津、除烦解渴、利尿通便、清热解毒的功效。

此款果汁能改善身体亚健康并起到减肥瘦身的效果。

葡萄柚杨梅汁 ▶ 帮助燃烧脂肪

原料

葡萄柚
1个

杨梅
4个

饮用水
200毫升

做法

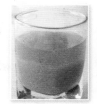

❶将葡萄柚去皮去子，切成块状； 将杨梅洗净去核；

❷将准备好的葡萄柚、杨梅和饮用水一起放入榨汁机榨汁。

养生功效

葡萄柚中的维生素P可以增强皮肤及毛孔的功能，有助于皮肤的保养。葡萄柚还能帮助人体吸收钙和铁质，这是两种维持人体正常代谢所必需的重要矿物质。葡萄柚略有苦味，食用久了会使人的口味趋于清淡，从而减少脂肪的摄入，达到减肥的目的。

杨梅还含有类似辣椒素的成分，可以将体内葡萄柚的糖分立刻作为能量燃烧，而不让脂肪囤积。

此款果汁能够消脂减肥，美容护肤。

贴心提示

食用杨梅后应及时漱口或刷牙，以免损坏牙齿；杨梅对胃黏膜有一定的刺激作用，故溃疡患者要慎食；杨梅性温热，牙痛、胃酸过多、上火的人不要多食；糖尿病人忌食杨梅，以免使血糖过高。

西瓜菠萝柠檬汁 ▶ 抑制脂肪摄入

原料

西瓜
2 片

菠萝
2 片

柠檬
2 片

饮用水
100 毫升

做法

❶ 将西瓜、柠檬去皮，切成块状；
❷ 将菠萝洗净切成块状；
❸ 将切好的西瓜、菠萝、柠檬和饮用
水一起放入榨汁机榨汁。

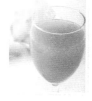

养生功效

　　常吃西瓜、多喝西瓜汁，会让你在享受清凉口感
的同时惊喜地获得漂亮的腿形。

　　对于那些因为过多食用肉类或者是油腻食物而造
成肥胖的人来说，菠萝是一种非常适用的水果。

　　此款果汁能够消除水肿，瘦身美体。

贴心提示

　　刚刚装修过的新房，油漆味很重，此时将一盆菠
萝放在室内会起到良好的净化效果。一方面，菠萝全
身密布着空隙和粗纤维，这些空隙和粗纤维具有强大
的吸附作用，可以吸进对人身体有害的二氧化碳释放
出氧气，使室内一直保持着较高的含氧量。另一方面，
菠萝中含有香味浓重的芳香物质，这些芳香物质从菠
萝中散发出来可以减少、清除室内的异味。

哈密瓜双奶果汁 ▶　　瘦身美容

原料

哈密瓜
2 片

蜂蜜
适量

酸奶
100 毫升

牛奶
100 毫升

做法

① 将哈密瓜去皮，切成块状；
② 将哈密瓜和酸奶、牛奶一起放入榨汁机榨汁。

养生功效

　　哈密瓜还能够有效防止人被晒出斑来，因为哈密瓜当中含有丰富的抗氧化剂，而这种抗氧化剂能够有效增强细胞防晒的能力，减少皮肤黑色素的形成。

　　将牛奶进行乳酸菌发酵而成的便是酸奶，酸奶能够增强人的饱腹感，因而人们认为它具有减肥作用。由哈密瓜、酸奶、牛奶和蜂蜜共同组成的蜜奶饮，综合了以上这些原料共同的营养成分，常喝有助于消化和清除便秘，能够起到塑身减肥的作用。

贴心提示

　　适宜乳酸菌生长的 pH 值为 5.4 以上，空腹胃液 pH 值在 2 以下，如饮酸牛奶，乳酸菌易被杀死，保健作用减弱；饭后胃液被稀释，pH 值只上升到 3 ~ 5，因而，此款果汁要饭后 2 小时左右饮用。

排毒纤体

草莓果菜汁 ▶ 　瘦身美容，强健体魄

原料

草莓
6 颗

甜椒
1 个

苦瓜
4 厘米

饮用水
200 毫升

做法

❶ 将草莓去蒂，洗净切成块状；将甜椒洗净切碎；将苦瓜洗净去瓤，切成丁；
❷ 将切好的草莓、甜椒、苦瓜和饮用水一起放入榨汁机榨汁。

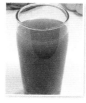

养生功效

　　草莓有去火、解暑、清热的作用，春季人的肝火往往比较旺盛，吃点草莓可以起到抑制作用。

　　苦瓜有排毒功效，用苦瓜榨汁或泡茶，排毒解热的功效更好。

　　此款果汁有助于肠胃消化，排出毒素。

贴 心 提 示

　　洗干净的草莓也不要马上吃，最好再用淡盐水或淘米水浸泡 5 分钟。淡盐水可以杀灭草莓表面残留的有害微生物；淘米水呈碱性，可促进呈酸性的农药降解。

芹菜胡萝卜汁 ▶   排尽毒素，纤体瘦身

原料

芹菜
半根

胡萝卜
1根

饮用水
200毫升

做法

① 将芹菜洗净切成块状；
② 将胡萝卜去皮，洗净切成块状；
③ 将切好的芹菜、胡萝卜和饮用水一起放入榨汁机榨汁。

养生功效

芹菜含有丰富的纤维，经常食用，可以帮助身体排毒，对付由于身体毒素累积所造成的疾病。这些粗纤维能抑制肠内细菌产生的致癌物质，加快粪便在肠内的运转时间，减少致癌物与结肠黏膜的接触，有助于预防结肠癌。

胡萝卜是有效的解毒食物，它含有大量的维生素A和果胶，与体内的汞离子结合之后，能有效降低血液中汞离子的浓度，加速体内汞离子的排出。

此款果汁能够排尽毒素，安定情绪。

贴心提示

男性多吃芹菜会抑制睾酮的生成，从而有杀精作用，会减少精子数量。

芦笋苦瓜汁 ▶ 抵制毒素囤积

原料

芦笋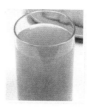
1 根

苦瓜
半根

饮用水
200 毫升

做法

❶将芦笋洗净，切成块状；将苦瓜去瓤洗净，切成块状；

❷将切好的芦笋、苦瓜和饮用水一起放入榨汁机榨汁。

养生功效

　　芦笋是健康食品和全面的抗癌排毒食品。芦笋可以使细胞生长正常化，具有防止癌细胞扩散的功能。芦笋具有利水的功效，能够及时排除体内毒素。

　　苦瓜中存在一种具有明显抗癌作用的活性蛋白质，这种蛋白质能够激发体内免疫系统的防御功能，增加免疫细胞的活性，清除体内的有害物质。

　　体内毒素的囤积也是导致肥胖的原因，芦笋和苦瓜均具有排毒养颜的功效，两者搭配能够强化排毒瘦身的功效。

贴心提示

　　苦瓜中含有的草酸可妨碍食物中钙的吸收。因此，在榨汁之前，应先把苦瓜放在沸水中焯一下，待去除草酸后再榨汁。

茼蒿圆白菜菠萝汁 ▶

利尿排毒，开胃消食

原料

茼蒿
2根

圆白菜
2片

菠萝
2片

饮用水
200毫升

做法

❶将茼蒿、圆白菜、菠萝洗净切成块状；
❷将切好的茼蒿、圆白菜、菠萝和饮用水一起放入榨汁机榨汁。

养生功效

　　茼蒿气味芬芳，可以消痰开郁，避秽化浊。茼蒿中含有特殊香味的挥发油，有助于宽中理气，消食开胃，增加食欲，并且其所含粗纤维有助肠道蠕动，促进排便，达到通腑利肠的目的。

　　圆白菜富含叶酸，所以，怀孕的妇女、贫血患者应当多吃些圆白菜，它也是妇女的重要美容品。

　　此款果汁能够帮助消化，有利于消除体内多余脂肪。

贴心提示

　　茼蒿的茎和叶可以同食，有蒿之清气、菊之甘香，鲜香嫩脆，一般营养成分无所不备，尤其胡萝卜素的含量超过一般蔬菜，为黄瓜、茄子含量的1.5 ~ 30倍。茼蒿辛香滑利，胃虚泄泻者不宜多饮。

苹果西蓝花汁 ▶　　排毒通便

原料

苹果
1 个

西蓝花
2 朵

蜂蜜
适量

饮用水
200 毫升

做法

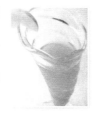

❶将苹果洗净去核，切成块状；将西蓝花洗净，在热水中焯一下，切块；将准备好的苹果、西蓝花和饮用水一起放入榨汁机榨汁；

❷在榨好的果汁内加入适量蜂蜜搅拌均匀即可。

养生功效

　　苹果中所含的纤维素能使大肠内的粪便变软；苹果含有丰富的有机酸，可刺激胃肠蠕动，促使大便通畅。另一方面苹果中含有果胶，又能抑制肠道不正常的蠕动，使消化活动减慢，从而抑制轻度腹泻。

　　此款果汁能够增强肠胃蠕动，保持大便通畅。

贴心提示

　　花椰菜中含少量的致甲状腺肿的物质，但可以通过食用足量的碘来中和，这些碘可由碘盐和海藻等海味食物提供，因此在食用花椰菜时要注意食物的搭配。

苦瓜橙子苹果汁 ▶ 　促进肠胃蠕动，排出毒素

原料

苦瓜	橙子	苹果	饮用水
6厘米长	1个	1个	200毫升

做法

1. 将苦瓜洗净去瓤，切成块状；
2. 剥去橙子的皮，分开；
3. 将苹果洗净去核，切成块状；
4. 将准备好的苦瓜、橙子、苹果和饮用水一起放入榨汁机榨汁。

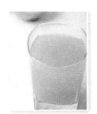

养生功效

　　苦瓜有减肥的特效，其中的苦瓜素可以减少食物中的脂肪被人体吸收，并且苦瓜素能够迅速分解腰、腹、臀部的脂肪，消除小肚腩，减小腰围。苦瓜所含元素能够控制能量的转换，从而起到减肥美体的作用。

　　橙子所含的纤维素和果胶物质，能够清肠通便，排出毒素。

　　苹果含有丰富的膳食纤维——果胶，因此苹果在通便问题上能起到双向调节的作用。

　　此款果汁能够促进消化，排除毒素。

贴心提示

　　生吃苦瓜应选较成熟的苦瓜，一次不可进食太多，孕妇、脾胃虚寒者不宜食用。

消除水肿

苹果西芹芦笋汁 ▶ 清热解暑，消肿圣品

原料

苹果
1个

西芹
半根

芦笋尖
2根

饮用水
200毫升

做法

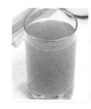

① 将苹果洗净去核，切成块状；
② 将西芹、芦笋尖洗净，切成块状；
③ 将苹果、西芹、芦笋和饮用水一起放入榨汁机榨汁。

养生功效

　　苹果含有丰富的有机酸，能够帮助增加消化酶，刺激胃肠蠕动，促进食物消化和营养吸收。苹果还可以促使大便通畅，起到消肿利尿的作用。苹果含有的果胶，能调节肠道蠕动，能够调节消化活动，从而抑制轻度腹泻或便秘。

　　芹菜的利尿成分，能够消除身体水肿。并且芹菜还有清体畅体的功效。

　　芦笋对于身体水肿、过度疲劳、膀胱炎等病症有辅助治疗的作用。

　　此款果汁有利于排尿消肿，增强抵抗力。

苹果苦瓜芦笋汁 ▶ 轻松摆脱水肿

原料

苹果 1个	苦瓜 6厘米	芦笋 1根	饮用水 200毫升

做法

❶将苹果洗净去核，切成块状；将苦瓜洗净去瓤，切成块状；将芦笋洗净，切成块状；

❷将切好的苹果、苦瓜、芦笋和饮用水一起放入榨汁机榨汁。

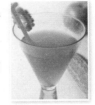

养生功效

　　苦瓜性寒味苦，入心、肺、胃经，具有清暑解渴、降血压、血脂、养颜美容、促进新陈代谢等功能。虚胖水肿被称为"痰湿内蕴肥胖"，臀部和大腿浮肿，也就是所说的"下半身胖"的人。这是因为身体的排水功能差，多余水分在体内积聚所造成的。从苦瓜中提取的清脂素能够由内而外排除长期积聚的脂肪和剩余物，从而分解腰、腹、臀部的脂肪，消除小肚腩。

　　此款果汁能够消除水肿，减肥瘦身。

贴心提示

　　食苦味食品不宜过量，过量易引起恶心、呕吐等。苦瓜性凉，多食易伤脾胃，所以脾胃虚弱的人更要少吃苦瓜。

香蕉西瓜汁

消脂瘦身，防止水肿

原料

香蕉
1 根

西瓜
2 片

饮用水
200 毫升

做法

①去掉香蕉的皮和果肉上的果络，切成块状；

②将西瓜去子去皮，切成块状；

③将切好的香蕉、西瓜和饮用水一起放入榨汁机榨汁。

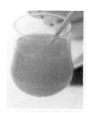

养生功效

香蕉对减肥相当有效，是因为它卡路里低。

西瓜水分大，吃西瓜后排尿量会增加，能够促使盐分排出体外，减轻浮肿，特别是腿部浮肿，对因长时间坐在电脑前而双腿麻木肿胀的女性来说，西瓜是一种天然的美腿水果。

此款果汁能够消除水肿，增加肠胃蠕动。

贴心提示

优质香蕉果皮呈鲜黄或青黄色，梳柄完整，无缺口和脱落现象，单只香蕉体弯曲，果实丰满、肥壮，色泽新鲜、光亮、果面光滑，无病斑、无虫疤、无霉菌、无创伤，果实易剥离，果肉稍硬。

冬瓜生姜汁 ▶ 清热解毒，消肿利尿

原料

冬瓜
2 片

生姜
2 片

蜂蜜
适量

饮用水
200 毫升

做法

❶将冬瓜去皮去瓤，切成块状；将生姜洗净，切成块状；

❷将切好的冬瓜、生姜和饮用水一起放入榨汁机榨汁；在榨好的果汁内加入适量蜂蜜搅匀。

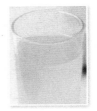

养生功效

冬瓜清肺热化痰、清胃热、除烦止渴，去湿解暑，利小便，消除水肿。

生姜中的姜辣素和化合物具有很强的抗氧化和清除自由基作用；生姜还能起到抗菌的作用。在炎热的气温下，食品容易受到细菌的污染，而且生长繁殖快，容易引起急性胃肠炎，适量吃些生姜可起到防治作用。

此款果汁能够清热解毒，消除水肿。

贴心提示

冬瓜皮绿色，多数品种的成熟果实表面有白霜；果肉厚，白色，疏松多汁，味淡，嫩瓜或老瓜均可食用。

西瓜苦瓜汁 ▶ 降脂瘦身，预防水肿

原料

西瓜
4 片

苦瓜
6 厘米长

做法

❶ 将西瓜去皮去子，切成块状；
❷ 将苦瓜洗净去瓤，切成块状；
❸ 将切好的西瓜、苦瓜一起放入榨汁机榨汁。

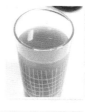

养生功效

西瓜 94% 以上都是水分，可以帮助排除体内多余的水分，使肾脏功能维持正常的运作，消除浮肿的现象。西瓜中的氨基酸有利尿的功能，尿量增多，身体的毒素能够顺利被排出，新陈代谢自然就会好。对于喝酒所引起的晕眩疲劳感，它解酒的效果也很好。

苦瓜中的苦瓜甙和苦味素能增进食欲，健脾开胃；所含的生物碱类物质奎宁，有利尿活血、消炎退热、清心明目的功效。

此款果汁能够消肿瘦身，改善粗糙肤质。

贴心提示

减肥时可以用西瓜代替一部分主食，例如以西瓜为食，再吃一点瘦肉、蔬菜、红薯等。严格控制分量，每天吃西瓜不应超过 1500 克。

丰胸美体

木瓜玉米牛奶果汁 ▶　　　美肤丰胸，降脂减肥

 原料

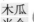 木瓜
半个

 玉米粒
适量

 牛奶
200 毫升

做法

❶将木瓜去皮去瓤，切成块状；

❷将准备好的木瓜、玉米粒、牛奶一起放入榨汁机榨汁。

养生功效

　　木瓜有促进新陈代谢和抗衰老的作用。另外，木瓜还具有美容护肤、丰胸美体的功效。

　　玉米中所含的胡萝卜素，被人体吸收后能转化为维生素 A，具有防癌作用；植物纤维素能加速致癌物质和其他毒物的排出；天然维生素 E 则有促进细胞分裂、延缓衰老、降低血清胆固醇、防止皮肤病变的功能，还能减轻动脉硬化和脑功能衰退。玉米上述的成分与功能，对于减肥非常有利。玉米成熟时的花穗玉米须，有利尿作用，也对减肥有利。玉米可煮汤代茶饮，也可粉碎后制作成玉米粉、玉米糕饼等。膨化后的玉米花体积很大，食后可消除肥胖人的饥饿感，但食后含热量很低，也是减肥的代用品之一。

　　此款果汁能够丰胸护肤，消脂减肥。

草莓柳橙蜜汁 ▶ 美白消脂，润肤丰胸

原料

草莓
6 颗

柳橙
1 个

蜂蜜
适量

饮用水
200 毫升

做法

❶将草莓去蒂洗净，切成块状；将柳橙去皮，洗净切成块状；

❷将草莓、柳橙和饮用水一起放入榨汁机榨汁；在榨好的果汁内加入适量蜂蜜搅匀即可。

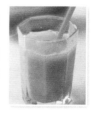

养生功效

草莓富含维生素 C，这一成分能使皮肤细腻有弹性。饭后吃草莓，可分解食物脂肪，有利消化。草莓汁还有滋润皮肤的功效。

饱食后饮用酸橙汁，可解油腻，消积食，并有止渴醒酒等妙用。其果肉酸甜适度，富有香气。橙含有维生素 A、维生素 B、维生素 C、维生素 D 及柠檬酸、苹果酸、果胶等成分，对于瘦身塑身有很好效果。

此款果汁能够消脂润肤，丰胸美白。

贴心提示

购买草莓的时候可以用手或者纸对草莓表面进行轻拭，如果手上或纸上粘了大量的红色，那就要小心了。

木瓜牛奶汁 ▶ 改善胸部平坦

原料

木瓜半个 　白糖适量 　牛奶200毫升

做法

❶将木瓜洗净去皮去瓤，切成块状；
❷将切好的木瓜和牛奶一起放入榨汁机榨汁。

养生功效

　　木瓜酵素中含丰富的丰胸激素及维生素A，能刺激女性激素分泌，并刺激卵巢分泌雌激素，使乳腺畅通，因此木瓜有丰胸作用；还可以促进肌肤代谢，让肌肤显得更明亮、更清新；还可分解蛋白质、碳水化合物，可分解脂肪，去除赘肉，促进新陈代谢，及时把多余脂肪排出体外。青木瓜可作为塑身美容的佳品。

　　此款果汁能够改善胸部平坦。

贴心提示

　　购买木瓜一般挑鼓肚子的，表面斑点很多，颜色刚刚发黄、摸起来不是很软的那种。如果木瓜表面上有胶质东西，这是糖胶，这样的会比较甜。买木瓜如果要马上吃，就要挑黄皮的，但是不可以太软，这样的木瓜才甜而不烂。

木瓜乳酸饮 ▶   排毒清肠，美白丰胸

原料

木瓜   乳酸饮料
半个   200 毫升

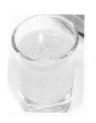

做法

❶将木瓜去皮去瓤，切成块状；
❷将切好的木瓜和乳酸饮料一起放入
榨汁机榨汁。

养生功效

　　木瓜中含有一种被称为木瓜酵素的蛋白质分解
酶，能够分解蛋白质，有辅助治疗肠胃炎、消化不良
的作用。常食木瓜具有增强体质之保健功效。

　　乳酸饮料能够帮助消化、保持肠道健康，调整大、
小肠的蠕动，以利肠道正常运作。此外，乳酸也能够
帮助钙质吸收。乳酸菌可在肠胃道中生长，由于微生
物族群的抗癌作用，会使产生致癌物的不良细菌大量
减少，进而减少致癌概率。

　　此款果汁能够增加肠胃蠕动，丰胸美体。

贴心提示

　　生木瓜或半生的比较适合煲汤；作为生果食用
的应选购比较熟的瓜。木瓜成熟时，瓜皮呈黄色，
味特别清甜。皮呈黑点的，已开始变质，甜度、香
味及营养都已被破坏了。

腹部消脂

葡萄菠萝杏汁▶ 消除腹部脂肪与赘肉

原料

葡萄	菠萝	杏	饮用水
6颗	2片	4颗	200毫升

做法

❶将葡萄洗净去皮去子；将菠萝洗净切成块状；将杏洗净去核，切成块状；
❷将准备好的葡萄、菠萝、杏和饮用水一起放入榨汁机榨汁。

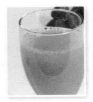

养生功效

　　葡萄含多量果酸能帮助消化，清理肠胃垃圾，并对大肠杆菌、绿脓杆菌、枯草杆菌均有抗菌作用，葡萄中还含有维生素P，可降低胃酸毒性，治疗胃炎、肠炎及呕吐等。

　　杏是维生素B_{17}含量最为丰富的果品，而维生素B_{17}又是极有效的抗癌物质，并且只对癌细胞有杀灭作用，对正常健康的细胞无任何毒害；苦杏仁能止咳平喘，润肠通便，可以治疗肺病，咳嗽等疾病；杏仁还含有丰富的维生素C和多酚类成分，这种成分不但能够降低人体内胆固醇的含量，还能显著降低心脏病和很多慢性病的发病危险性。

　　此款果汁能够润肠通便，消除腹部脂肪。

菠萝柳橙蛋黄果汁 ▶ 帮助腹部脂肪消耗

原料

菠萝
2片

柳橙
半个

蛋黄
1个

饮用水
200毫升

做法

① 将菠萝洗净，切成块状；将柳橙去皮洗净，切成块状；

② 将准备好的菠萝、柳橙、蛋黄和饮用水一起放入榨汁机榨汁。

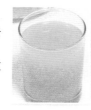

养生功效

橙子中的果胶能帮助燃烧体内脂类及排出胆固醇，同时能控制外源性胆固醇的吸收。

鸡蛋中富含蛋白质、DHA和卵磷脂等人体所需的营养物质。鸡蛋蛋白质对肝脏组织损伤有修复作用，蛋黄中的卵磷脂可促进肝细胞的再生。

此款果汁能够降低胆固醇，帮助腹部燃烧脂肪。

贴心提示

煮熟的鸡蛋不能浸在冷水里，因为新鲜鸡蛋外表有一层保护膜，使蛋内水分不易挥发，并防止微生物侵入，鸡蛋煮熟后壳上膜被破坏，蛋内气腔的一些气体散出，此时鸡蛋置于冷水内会使气腔内温度骤降并呈负压，冷水和微生物可通过蛋壳和壳内双层膜上的气孔进入蛋内。

黄瓜胡萝卜汁 ▶ 抗氧化，辅助减肥

原料

黄瓜
1根

胡萝卜
1根

饮用水
200毫升

做法

❶将黄瓜洗净，切成块状；将胡萝卜洗净去皮，切成块状；

❷将准备好的黄瓜、胡萝卜和饮用水一起放入榨汁机榨汁。

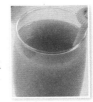

养生功效

　　每天都多喝一点胡萝卜汁，可提高新陈代谢，自然地降低体重。事实上，容易发胖的人，大多是因为代谢能力低，循环功能不佳，结果就让多余的脂肪及水分累积在体内，日积月累就成了肥胖的元凶。而胡萝卜汁可以打破这种恶性循环，可说是爱美女性每天不可或缺的营养素。即使是懒散的减肥者，也可以轻而易举地进行；一面调整身材，一面维持健康。

　　此款果汁能够抗氧化，辅助减肥。

贴心提示

　　胡萝卜素的得名，则与胡萝卜的颜色有关。胡萝卜的橘红色色素后来被化学家分析出来是一种化学物，因此人们就将它命名为胡萝卜素，并一直沿用到今天。

纤细腰部

苹果柠檬汁 ▶ 清热解暑，消肿圣品

原料

苹果 1 个　　柠檬 2 片　　饮用水 200 毫升

做法

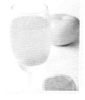

①将苹果洗净去核，切成块状；将柠檬洗净切成块状；

②将切好的苹果、柠檬和饮用水一起放入榨汁机榨汁。

养生功效

　　苹果容易使人有饱腹感，因而，吃苹果减肥能使人体摄入的热量减少，当身体需要的热量不足时就需要体内积蓄的热量供给。所谓体内积蓄的热量即脂肪。将体内的多余脂肪消耗掉，自然而然，人就减掉了多余的体重。苹果可以促进血液内白细胞的生成，增强人体的免疫力。同时对改善人们的精神面貌，促进皮肤的正常生理活动具有很多益处。

　　柠檬能够溶解多余的脂肪，清除身体各种器官的废物和毒素，净化血液，改善血质，促进新陈代谢，清洁并修复整个消化吸收系统，增强消化能力，调整吸收平衡。

　　此款果汁能够消脂降压，促进血液循环。

柳橙薄荷汁 ▶ 告别脂肪，重塑体型

原料

| 柳橙
1个 | 薄荷叶
2片 | 饮用水
200毫升 |

做法

❶将柳橙去皮去子，切成块状；将薄荷叶洗净，切碎；

❷将切好的柳橙、薄荷叶和饮用水一起放入榨汁机榨汁。

养生功效

　　柳橙的皮中含有欣乐芬素，这种元素能够提升体内的新陈代谢率，帮助脂肪燃烧。由于它是属于第三乙型之正肾上腺刺激素，所以它在促进体内代谢、燃烧脂肪的同时，并不会让人产生心悸及高血压之副作用。柳橙中的橙黄素对于清除身体自由基有效，并且能够以此预防癌症。柳橙中所含的其他元素能够帮助扩张血管及降低胆固醇，以用来预防肥胖患者所可能产生的一些疾病。

　　薄荷可以调理不洁、阻塞的肌肤，其清凉的感觉，能收缩微血管、舒缓发痒、发炎和灼伤，也可柔软肌肤，对于清除黑头粉刺及油性肤质也极具效果。收缩微血管，排除体内毒素，改善湿疹、癣，柔软皮肤，消除黑头粉刺，有益于改善油性发质和肤质。

　　此款果汁能够纤细腰部，改善过敏体质。

番茄葡萄柚苹果汁 ▶ 减肥塑身，预防水桶腰

原料

番茄 葡萄柚 苹果　　饮用水
1个　　　半个　　　1个　　　100毫升

做法

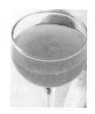

❶ 将番茄洗净，剥皮后切成块状；将
葡萄柚去皮，切成块状；将苹果洗净
去核，切成块状；

❷ 将准备好的番茄、葡萄柚、苹果和
饮用水一起放入榨汁机榨汁。

养生功效

　　番茄中的番茄素具有帮助消化的功能。其中的番
茄红素可以降低热量摄取，减少脂肪积累，保持身体
均衡营养。番茄红素可以有效地清除人体内的自由基，
保持细胞正常代谢，预防衰老。

　　时下流行苹果减肥法，是因为苹果中所含的维生
素和纤维质能够满足身体所需，不仅能使人有饱腹感
利于减肥，还有嫩肤的效果。

　　此款果汁能够减肥塑身。

贴心提示

　　研究显示，如果老年女性每天食用 1/4 个葡萄
柚，患乳腺癌的风险可能提高 30%。因此建议老年
女性食用葡萄柚不宜过多。

纤细大腿

葡萄柚草莓汁 ▶ 增加消化液，减掉大腿脂肪

原料

葡萄柚
1 个

草莓
6 颗

饮用水
200 毫升

做法

❶将葡萄柚去皮洗净，切成块状；将
草莓去蒂洗净，切成块状；

❷将切好的葡萄柚、草莓和饮用水一
起放入榨汁机榨汁。

养生功效

　　葡萄柚是集预防、保健、美容于一身的水果。葡萄柚具有纤维含量高，抗氧化效果好和血糖指数低等特点，是一种可以天天享受的健康水果。

　　中医认为，草莓性味甘凉，入脾、胃、肺经，有润肺生津、健脾和胃、利尿消肿、解热祛暑的功效，适用于肺热咳嗽、食欲缺乏、小便短少、暑热烦渴等。草莓中丰富的维生素 C 除了可以预防坏血病以外，对动脉硬化、冠心病、心绞痛、脑出血、高血压、高血脂等，都有积极的预防作用。

　　此款果汁能够生津润燥，甩掉大腿脂肪。

洋葱芹菜黄瓜汁 ▶　消减大腿脂肪

原料

洋葱	芹菜	黄瓜	饮用水
1/4 个	半根	半根	200 毫升

做法

① 将洋葱、芹菜、黄瓜洗净，切成块状；
② 将切好的洋葱、芹菜、黄瓜和饮用水一起放入榨汁机榨汁。

养生功效

　　洋葱的硫矿成分能促进肠蠕动，同时丰富的可溶性食物纤维能刺激肠胃运动，低聚糖也能抵制肠内有害细菌繁殖，有效改善便秘情况。洋葱能提高纤溶活性，达到清血作用。

　　芹菜含有利尿成分，因而能够消除身体水肿，起到瘦身效果。

　　此款果汁能够利尿排毒，瘦身。

贴心提示

　　黄瓜食用禁忌：（1）不宜生食不洁黄瓜。（2）不宜弃汁制馅食用。（3）不宜多食偏食。（4）不宜加碱或高热煮后食用。（5）不宜和辣椒、菠菜、番茄同食。（6）不宜与花菜、小白菜、柑橘同食。（7）不宜与花生搭配，否则易引起腹泻。（8）不宜与辣椒搭配，否则维生素 C 会被破坏。

香蕉苹果汁 ▶ 攻克"大象腿"

原料

香蕉	苹果	饮用水
1根	半个	200毫升

做法

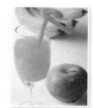

①去掉香蕉的皮和果肉上的果络，切成块状；

②将苹果洗净去核，切成块状；

③将切好的香蕉、苹果和饮用水一起放入榨汁机榨汁。

养生功效

许多上班族不吃早餐，而一天的活力来源是早餐，因此具有长时间保持能量的香蕉，便成为最适合当早餐的食品了。

苹果含有多种营养元素，不仅能够补充人体所需的营养物质，促进骨骼生长，还能增强食欲。因为苹果营养丰富且有饱腹感，因而，有人以苹果代替食物从而达到减肥的目的。时下流行的苹果减肥法是减肥期间每天吃苹果，能按照人们习惯的早、中、晚餐食，食量以不怎么感觉饥饿为好。3天之内不能吃别的食物。要知道什么食物都会刺激你的肠胃，使正常的消化吸收功能混乱，当然如果因为工作或其他无法抗拒的原因，也能自己做1日或2日减肥，只要做到了，也可以收到效果。

此款果汁能够润肠助消化，消肿利尿。

香蕉草莓牛奶汁 ▶　消脂瘦身

原料

香蕉
1 根

草莓
8 颗

蜂蜜
适量

牛奶
200 毫升

做法

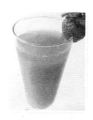

❶ 剥去香蕉的皮和果肉上的果络，切成块状；

❷ 将草莓去蒂洗净，切成块状；

❸ 将准备好的香蕉、草莓和牛奶一起放入榨汁机榨汁；在果汁内加入适量蜂蜜搅拌均匀即可。

养生功效

　　香蕉则是一种味甘性寒，可以用来清热润肠，促进肠胃蠕动，根据"热者寒之"的原理，最适合燥热人士享用。但是，也正是因为香蕉性寒，所以体质偏于虚寒者，最好不要过多食用。除非是香蕉肉经过了蒸煮，寒性减退之后才可以进食。正是因为香蕉能够清热润肠、增强肠胃蠕动力，所以说香蕉有一定的减肥功效。

　　此款果汁能够消减大腿脂肪。

贴心提示

　　胃寒（口淡胃胀）、虚寒（泄泻、易晕）、肾炎（也属虚寒）、怀孕期脚肿者，最好不要生吃香蕉。

体态健美

胡萝卜瘦身汁 ▶

排除废物，丢掉脂肪

原料

胡萝卜
2 个

饮用水
200 毫升

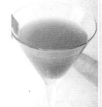

做法

❶将胡萝卜洗净去皮，切成块状；
❷将切好的胡萝卜和饮用水一起放入榨汁机榨汁。

养生功效

　　胡萝卜中的 B 族维生素和钾、镁等矿物质可以促进肠胃蠕动，有助于体内废物的排除。胡萝卜当中含有的淀粉酶能够将食物当中的淀粉、脂肪等成分分解掉，使之分解后为人体所充分吸收和利用，所以说胡萝卜是一种非常不错的减肥食品。

　　此款果汁能够帮助体内排毒废物，起到塑身的效果。

贴心提示

　　如果觉得单饮胡萝卜汁不易入口的话，便可以加些苹果、番茄或者香蕉一起搅拌榨汁，或者用柠檬汁、蜂蜜来进行调味。

木瓜生姜汁 ▶ 防止肥胖，健脾消食

原料

木瓜
1 个

生姜
2 片

饮用水
200 毫升

做法

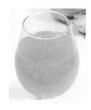

① 将木瓜洗净去皮去子，切成块状；
② 将生姜去皮切成块状；
③ 将切好的木瓜、生姜和饮用水一起放入榨汁机榨汁。

养生功效

　　木瓜所含的碳水化合物、脂肪、蛋白质、维生素及多种人体必需的氨基酸，能够补充人体所需的营养，增强免疫功能。木瓜能够均衡营养，修身美体。

　　生姜皮有加速排汗、防止中暑的作用；还有刺激胃肠道黏膜、增加胃肠道消化液、和脾行水、利尿的功效。在炎热的夏季，适当吃些姜制食品，如酱姜、嫩姜酸、明姜糖等，对身心健康和防暑，大有益处。

　　此款果汁能够促进人体对食物的消化吸收，达到减肥的效果。

贴心提示

　　凡属阴虚火旺、目赤内热者，或患有痈肿疮疖、肺炎、肺脓肿、肺结核、胃溃疡、胆囊炎、肾盂肾炎、糖尿病、痔疮者，都不宜长期食用生姜。

火龙果猕猴桃汁 ▶ 抗氧化，纤体瘦身

原料

火龙果
1个

猕猴桃
1个

蜂蜜
适量

饮用水
200毫升

做法

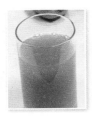

❶将火龙果、猕猴桃去皮，切块；将切好的火龙果、猕猴桃和饮用水一起放入榨汁机榨汁；

❷在榨好的果汁内加入适量蜂蜜搅拌均匀。

养生功效

　　火龙果是一种低能量、高纤维的水果，因此具有减肥、降低胆固醇、润肠、预防大肠癌等功效。

　　猕猴桃纤维素含量和水果纤维含量都很丰富，能增加分解脂肪酸素的速度，避免过剩脂肪让腿部变粗。因此，猕猴桃是既能减肥又能补充营养的水果。

　　此款果汁能够抗氧化，纤体瘦身。

贴心提示

　　猕猴桃的选择：看外表，体型饱满、无伤无病的果较好。表皮毛刺的多少，因品种而异。看颜色，浓绿果肉、味酸甜的猕猴桃品质最好，维生素含量最高。果肉颜色浅些的略逊。

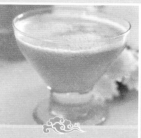

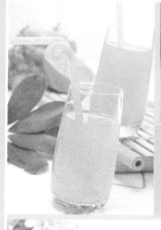

第 **5** 章

对症治病
蔬果汁

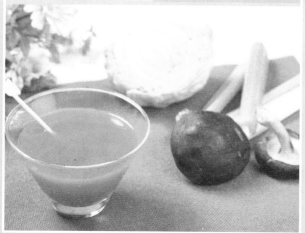

高血压

荞麦茶猕猴桃汁 ▶ 预防高血压

 原料

猕猴桃
1 个

荞麦茶
200 毫升

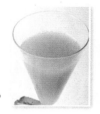

做法

❶ 剥掉猕猴桃的皮，切成块状；

❷ 将猕猴桃和荞麦茶放入榨汁机榨汁。

养生功效

　　猕猴桃富含精氨酸，能阻止血栓的形成，对降低冠心病、高血压、心肌梗死、动脉硬化等心血管疾病的发病率和治疗阳痿有特别功效。

　　荞麦茶中的芸香甙可抑制体内的磷酸二酯酶的活动，避免血小板凝集。它有助于净化血液和改善血液循环。此外，它亦有保护血小板脂肪过氧化的功能，能帮助患高血压的人士保持健康的血压。芸香甙可抑制脂肪氧合酵素和前列腺素合成酶素的活性，以防止血管变得脆弱，特别是微血管。它同时具有强化血管的功能，可降低瘀伤及痔疮的发生率，也可降血压和血脂及预防脑卒中。

　　此款果汁能够保护微血管，降低血脂及预防脑卒中。

洋葱橙子汁▶ 清理血管，减少甘油三酯

原料

洋葱
半个

橙子
半个

做法

❶将洋葱去皮后切成块状；将洋葱放在微波炉里加热变软；将带皮的橙子切成小块；

❷将洋葱、橙子、饮用水一起放入榨汁机榨汁。

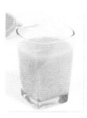

养生功效

洋葱中含有硫化丙基成分，这种成分具有促进血液中糖分代谢和降低血糖含量的作用。硫化丙基接触空气后会被氧化，加热后会转化成烯丙基二硫化物，它可以减少血液中的胆固醇和甘油三酯含量。洋葱还是天然的血液稀释剂，前列腺素 A 能扩张血管、降低血液黏度，因而会产生降血压、能减少外周血管和增加冠状动脉的血流量，预防血栓形成作用。

此款果汁能够清理血管，预防高血压。

贴心提示

洋葱的品质要求：以葱头肥大、外皮光泽、不烂、无机械伤和泥土、鲜葱头不带叶，经贮藏后不松软、不抽薹、鳞片紧密、含水量少、辛辣和甜味浓的为佳。

芹菜菠萝鲜奶汁 ▶　　促进血液循环，降低血压

原料

芹菜
半根

菠萝
2片

鲜奶
200毫升

做法

❶将芹菜、菠萝洗净切成块状；
❷将切好的芹菜、菠萝和牛奶一起放
入榨汁机榨汁。

养生功效

　　菠萝营养丰富，维生素C含量非常高，有清热
解暑、生津止渴、消肿利尿的功效。菠萝中所含的酶
能够促进血液循，降低血压，稀释血脂。食用菠萝，
可以预防脂肪沉积。

　　芹菜所含物质能够增进食欲、改善肤色和发质、
健脑提神、增强骨骼，对于高血压、头痛、头晕、水
肿、小便热涩不利有显著疗效。

　　此款果汁适于高血压、高血脂患者。

贴心提示

　　小偏方：芹菜500克，糖、醋各适量。将嫩芹
菜去叶留茎洗净，入沸水氽过，待茎软时，捞起沥
干水，切寸段，加糖、盐、醋拌匀，淋上香油，装
盘即可。本菜酸甜可口，去腻开胃，具有降压、降
脂的功效，高血压病患者可常食。

火龙果降压果汁 ▶

清热凉血，降低血压

原料

火龙果
1 个

柠檬
2 片

酸奶
200 毫升

做法

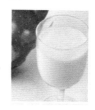

❶将火龙果去皮，切成块状；
❷将柠檬洗净，切成块状；
❸将准备好的火龙果、柠檬和酸奶一
起放入榨汁机榨汁。

养生功效

　　火龙果中的花青素能够增强血管弹性，改善循环
系统和增进皮肤的光滑度，抑制炎症和过敏。经常食
用火龙果还可以降低血压和血脂，清热解毒，润肺明
目，养颜排毒，对便秘和糖尿病有辅助治疗的作用。

　　柠檬有止渴生津、健胃、止痛等功能。高血压、
心肌梗死患者常饮柠檬饮料，对改善症状缓解病情有益。

　　此款果汁能够降低血压和胆固醇，还能够预防动
脉硬化。

贴心提示

　　火龙果可以分为三类：白火龙果紫红皮白肉，
有细小黑色种子分布其中，鲜食品质一般；红火龙
果红皮红肉，鲜食品质较好；黄火龙果黄皮白肉，
鲜食品质最佳。

高血脂

菠萝豆浆果汁 ▶ 去除多余血脂，改善高血脂

原料

菠萝切片
2 片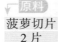

豆浆
200 毫升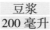

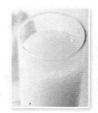

做法

❶ 将菠萝切成块状；
❷ 将菠萝和豆浆一起放入榨汁机榨汁。

养生功效

菠萝中所含糖、盐类和酶有利尿作用，适当食用对肾炎、高血压病患者有益。菠萝所含的生物碱及蛋白酶，也能使血液凝块消散与抑制血液凝块形成。对冠状动脉和脑动脉血管栓塞所引起的疾病有缓解作用。

此款果汁能够去除体内多余的脂质，预防和改善高血脂。

优质菠萝的果实呈圆柱形或两头稍尖的卵圆形，大小均匀适中，果形端正，芽眼数量少。成熟度好的菠萝表皮呈淡黄色或亮黄色，两端略带青绿色，上顶的冠芽呈青褐色；生菠萝的外皮色泽铁青或略带褐色。

洋葱蜂蜜汁 ▶ 预防和治疗高血脂

原料

洋葱
半只

蜂蜜水
200 毫升

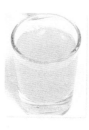

做法

❶将洋葱在微波炉加热后切成块状；
❷将洋葱和蜂蜜水一起放入榨汁机
榨汁。

养生功效

　　洋葱具有扩张血管、降低血黏度的功效，所以吃
洋葱能调理高血脂等疾病。洋葱不仅能调理高血脂，
还可以治疗多年的便秘。对于患有高血压、糖尿病、
高血脂、高胆固醇、动脉硬化、冠心病的老年人而言
具有很好的保健作用。　此款果汁能够抑制脂肪的摄
入，防止和治疗高血脂。

贴心提示

　　选购洋葱，其表皮越干越好，包卷度愈紧密愈
好；从外表看，最好可以看出透明表皮中带有茶色
的纹理。洋葱有橘黄色皮和紫色皮两种，最好选择
橘黄色皮的，这种洋葱每层比较厚，水分比较多，
口感比较脆；紫色皮的水分少，每层比较薄，易老。

香蕉猕猴桃荸荠汁 ▶ 降低胆固醇，减脂

原料

香蕉
1根

猕猴桃
1个

荸荠
6颗

饮用水
200毫升

做法

❶剥去香蕉的皮和果肉上的果络，切成块状；将猕猴桃去皮洗净，切成块状；将荸荠洗净去皮，切下果肉；

❷将准备好的香蕉、猕猴桃、荸荠和饮用水一起放入榨汁机榨汁。

养生功效

猕猴桃含有丰富的营养和膳食纤维，是低脂肪食物，对减肥健美、美容有独特的功效。

荸荠对于高血压、便秘、糖尿病尿多者、小便淋沥涩痛者、尿路感染患者均有一定功效。在呼吸道疾病传染病较多的春季，常吃荸荠有利于流脑、麻疹、百日咳及急性咽炎的预防。

此款果汁能够降低胆固醇，畅清血脂。

贴心提示

荸荠生于水田中，其皮能聚集有害有毒的生物排泄物和化学物质，此外皮中还含有寄生虫，如果吃了未洗净的荸荠皮，会导致各种疾病，因此食用前一定要洗净去皮。

茄子番茄汁 ▶

抗氧化，降低有害胆固醇含量

原料

茄子
1 只

番茄
1 个

牛奶
200 毫升

做法

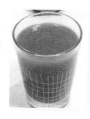

❶将带皮的茄子切成碎块；将番茄的表皮划几道口子，放入沸水中浸泡 10 秒；去皮后切块；

❷将准备好的茄子和番茄、牛奶一起放入榨汁机榨汁。

养生功效

茄子含有维生素 P，能使血管壁保持弹性和生理功能，防止硬化和破裂，所以经常吃些茄子，有助于防治高血压、冠心病、动脉硬化和出血性紫癜。

茄色素是茄子紫红色皮中的色素，具有抗氧化的作用。这种色素有降低有害胆固醇和提高有益胆固醇含量的功效，还能够去除体内过多的活性氧。

此款果汁能够抗氧化，预防动脉硬化。

贴心提示

茄子的表皮覆盖着一层蜡质，具有保护茄子的作用，一旦蜡质层被冲刷掉或受机械损害，就容易受微生物侵害而腐烂变质。因此，茄子保存时不能用水冲洗，还要防雨淋、防磕碰、防受热。

糖尿病

苹果汁 ▶ 降低人体血糖含量

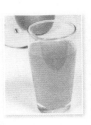

原料
苹果
半个

饮用水
200毫升

做法
❶将苹果去皮切成苹果丁；
❷将苹果丁和饮用水一起放入榨汁机榨汁。

养生功效

　　苹果中含有较多的钾，能与人体过剩的钠盐结合，使之排出体外。当人体摄入钠盐过多时，吃些苹果，有利于平衡体内电解质。此外，苹果还具有降低血糖的作用。

　　苹果中的果胶进入肠胃吸收水分后，能在肠道内形成凝胶过滤系统，阻碍肠道对糖分的吸收，因此能够降低糖尿病患者的血糖含量。

　　苹果汁可以补充体内的钾，降低人体血糖含量。

贴心提示

　　苹果酸甜可口，营养丰富，是老幼皆宜的水果之一，被称为"大夫第一药"。

山药汁 缓解血糖上升，抑制胰岛素分泌

原料

山药
10 厘米长

牛奶
200 毫升

做法

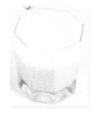

❶将山药洗净后去皮；
❷将洗净的山药切成块状；
❸将切好的山药和牛奶一起放入榨汁机榨汁。

养生功效

　　山药的黏液蛋白有降低血糖的作用，是糖尿病人的食疗佳品；山药含有大量的维生素、微量元素及黏液蛋白，能够保护血管的畅通，从而起到预防心血疾病。山药与牛奶结合，能够缓解人体就餐后血糖的上升，并且抑制胰岛素的分泌。

　　此款果汁能够预防和治疗糖尿病。

贴心提示

　　选择山药时首先要掂重量，大小相同的山药，较重的更好。其次看须毛，同一品种的山药，须毛越多的越好。须毛越多的山药口感更面，含山药多糖更多，营养也更好。最后再看横切面，山药的横切面肉质应呈雪白色，这说明是新鲜的，若呈黄色似铁锈的切勿购买。

苹果蜂蜜果汁 ▶ 促进体内胰岛素的分泌

原料

苹果
半个

蜂蜜水
200 毫升

做法

❶将苹果去皮并切成适当大小；

❷将切好的苹果和蜂蜜水一起放入榨汁机榨汁。

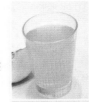

养生功效

蜂蜜中具有滋养、润燥、解毒之功效，尤其是钾元素，能够促使人体产生胰岛素，预防糖尿病。蜂蜜含有刺槐苷和挥发油，其性清凉，有舒张血管、改善血液循环、防止血管硬化、降低血压等作用，临睡前服用能起到催眠作用。

此款果汁适用于糖尿病人。

贴心提示

蜂蜜的成分除了葡萄糖、果糖之外还含有各种维生素、矿物质和氨基酸。1千克的蜂蜜含有2940卡的热量。蜂蜜是糖的过饱和溶液，低温时会产生结晶，生成结晶的是葡萄糖，不产生结晶的部分主要是果糖。

心脏病

橙子豆浆果汁 ▶ 促进新陈代谢，预防动脉硬化

原料

橙子
半个

豆浆
200 毫升

做法

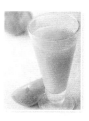

①将橙子连皮切碎；
②将切好的橙子和豆浆一起放入榨汁机榨汁。

养生功效

专家认为，适当喝豆浆能够强身健体、防止衰老，对糖尿病、高血压、冠心病、癌症、脑卒中、支气管炎、阿尔茨海默病、便秘、肥胖等疾病具有辅助疗效。

此款果汁能够促进新陈代谢，预防动脉硬化。

贴心提示

长期食用豆浆的人不要忘记补充微量元素锌。由于豆浆是由大豆制成的，而大豆里面含嘌呤成分很高，且属于寒性食物，所以有痛风症状、乏力、体虚、精神疲倦等症状的虚寒体质者都不适宜饮用豆浆。另外，腹胀、腹泻的人最好别喝豆浆。

番茄红彩椒汁 ▶ 抗氧化，保护血管

原料

红彩椒 半个	番茄 1 个	饮用水 200 毫升

做法

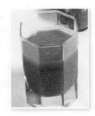

❶去除辣椒籽，将辣椒切碎；

❷将番茄划几道口子，在沸水中浸泡 10 秒；

❸将番茄的表皮去掉并切成块状；

❹将红彩椒、番茄、饮用水一起放入榨汁机榨汁。

养生功效

　　彩椒富含多种维生素及微量元素，其中的维生素 C 不仅可以改善黑斑及雀斑，还有消暑去烦、补血、预防感冒等功效。

　　番茄红素具有抗氧化的作用，能够帮助人体产生有益胆固醇、扩张血管。

　　此款果汁能够促进血液循环，预防动脉硬化。

贴心提示

　　清代汪灏在《广群芳谱》的果谱附录中有"番柿"："一名六月柿，茎似蒿。高四五尺，叶似艾，花似榴，一枝结五实或三四实……草本也，来自西番，故名。"

豆浆蜂蜜柠檬汁 ▶　扩张和保护血管

原料

柠檬
2 片

蜂蜜
适量

豆浆
200 毫升

做法

① 将柠檬切成丁；
② 将切好的柠檬、蜂蜜、豆浆一起放入榨汁机榨汁。

养生功效

　　柠檬能缓解钙离子促使血液凝固的作用，可预防和治疗高血压和心肌梗死，柠檬酸有收缩、增固毛细血管，降低通透性，提高凝血功能及血小板数量的作用，可缩短凝血时间和出血时间，具有止血作用。柠檬能使血液畅通，因而减轻静脉曲张部位之压力。

　　豆浆含有大量纤维素，能有效地阻止糖的过量吸收，减少糖分，预防糖尿病。

　　蜂蜜中所含的微量元素能够促进血液循环，滋阴润燥。

　　此款果汁能够促进血液循环扩张，保护血管。

贴 心 提 示

　　此款果汁对于暑热口干、消化不良者，维生素 C 缺乏者，胎动不安的孕妇，肾结石患者，高血压、心肌梗死患者均适宜。

生菜芦笋汁 ▶ 抑制血管硬化

原料

生菜叶
2 片

芦笋
1 根

饮用水
200 毫升

做法

❶将生菜叶洗净切碎；将芦笋洗净切成丁；

❷将切好的生菜叶、芦笋和饮用水一起放入榨汁机榨汁。

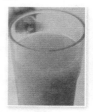

养生功效

芦笋对高血脂、高血压、动脉硬化以及癌症具有良好的预防效果。

生菜叶适宜肥胖、减肥者；适宜高胆固醇者、神经衰弱者、肝胆病患者食用。

此款果汁能够抗氧化，预防动脉硬化。

贴心提示

挑选生菜除了要看菜叶的颜色是否青绿外，还要注意茎部。茎色带白的才够新鲜。越好的生菜叶子越脆，用手掐一下叶子就能感觉得到。而且叶片不是非常厚，叶面有诱人的光泽度。在叶面有断口或者褶皱的地方，不新鲜的生菜会因为空气氧化的作用而变得好像生了锈斑一样，而新鲜的生菜则不会如此。

青椒葡萄柚汁 ▶ 保护心脏，心血管功能

原料

青椒
半个

葡萄柚
2 片

蜂蜜
适量

饮用水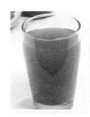
200 毫升

做法

❶将青椒洗净去子，切成丁；将葡萄柚去皮切成块状；

❷将切好的青椒、葡萄柚和饮用水一起放入榨汁机榨汁；在果汁内加入适量蜂蜜搅拌均匀即可。

养生功效

　　高血压病患者常服用降压药，排除体内多余的钠，以维持身体正常的生化代谢平衡，但同时往往又使得体内必需的钾流失；葡萄柚中含有钾，却不含钠，而且还含有能降低血液中胆固醇的天然果胶，因此是高血压和心血管疾病患者的最佳食疗水果。

　　青椒能增强人的体力，缓解因工作、生活压力造成的疲劳。

　　此款果汁适于能够增进食欲，预防动脉硬化。

贴 心 提 示

　　新鲜的青椒在轻压下虽然也会变形，但抬起手指后，能很快弹回。不新鲜的青椒常是皱缩或疲软的，颜色晦暗。

番茄洋葱芹菜汁 ▶ 预防动脉硬化

原料

番茄 1个　　洋葱 半个　　芹菜 半根　　饮用水 200毫升

做法

❶在番茄的表皮划几道口子，在沸水中浸泡10秒；将番茄的表皮去掉，切成块状；将洋葱洗净后在微波炉加热后切碎；将芹菜洗净后成块状；
❷将准备好的番茄、洋葱、芹菜一起放入榨汁机榨汁。

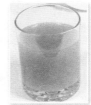

养生功效

　　番茄中富含番茄红素，番茄红素对于预防和治疗心血管疾病、动脉硬化等各种疾病有一定作用。

　　洋葱是目前所知唯一含前列腺素A的食物，对抗人体内儿茶酚胺等升压物质的作用，又能促进钠盐的排泄，从而使血压下降，经常食用对高血压、高血脂和心脑血管病人都有保健作用。

　　此款果汁能够促进血液循环，防止动脉硬化。

贴心提示

　　番茄红素的含量随果实成熟迅速增加，人们通过番茄的颜色可大致判断番茄红素含量的多寡。夏季番茄中的番茄红素含量较高，冬季含量较低。

肠胃疾病

番茄西芹汁 ▶ 防止胃溃疡，消炎止痛

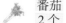

原料

| 西芹 | 番茄 | 饮用水 |
| 半根 | 2 个 | 200 毫升 |

做法

❶去除西芹的根，切成适当大小；
❷在番茄的表皮上划几道口子，在沸水中浸泡 10 秒；剥掉番茄的皮，切块；
❸将切好的西芹、番茄和饮用水一起放入榨汁机榨汁。

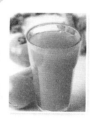

养生功效

　　西芹含有芹菜油，具有降血压、镇静、健胃、利尿等疗效。

　　番茄所含的苹果酸、柠檬酸等物质，能够帮助分泌胃酸，调整胃肠功能。

　　此款果汁具有消炎、抗疲劳的作用。

贴心提示

　　不要购买着色不匀、花脸的番茄。因为这是感染病毒的果实，味觉、营养均差。

花椰菜汁 ▶ 治疗消化性溃疡

原料

花椰菜
2 朵

蜂蜜
适量

饮用水
200 毫升

做法

❶将花椰菜在水中焯一下，切成丁；

❷将切好的花椰菜和饮用水一起放入榨汁机榨汁；

❸在榨好的果汁内加入蜂蜜搅拌均匀即可。

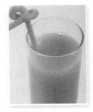

养生功效

　　花椰菜性平味甘，有强肾壮骨、补脑填髓、健脾养胃、清肺润喉作用。绿花椰菜尚有一定的清热解毒作用，对脾虚胃热、口臭烦渴者更为适宜。其中绿花椰菜所含维生素C更多，加之所含蛋白质及胡萝卜素，可提高细胞免疫功能。花椰菜中的维生素K能维护血管的韧性，不易破裂。花椰菜中的类黄酮除了可以防止感染，还是最好的血管清洁剂。

　　此款果汁对于消化性溃疡有显著疗效。

贴心提示

　　花椰菜里面含有一种有害化学物质叫作硫氰酸烯丙酯，小孩不宜过多饮用。

圆白菜芦荟汁 ▶　保健肠胃

原料

圆白菜
2 片

芦荟
4 厘米长

饮用水
200 毫升

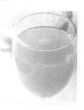

做法

1. 将圆白菜洗净切碎；
2. 将芦荟洗净，切成块状；
3. 将切好的圆白菜、芦荟和饮用水一起放入榨汁机榨汁。

养生功效

　　圆白菜中含有溃疡愈合因子，能加速伤口愈合，是胃溃疡患者的有效食品。

　　芦荟的黄汁有消炎、杀菌、健胃、通便等作用，对急性胃炎的治疗效果显著。另外，因为芦荟丰富的黏液可以黏附在破损的溃疡面上，不仅可以激活细胞组织再生，还可以使溃疡部位以及周围组织长出新的组织，所以，芦荟对治疗胃酸引起的胃溃疡也有很大帮助。

　　此款果汁能够保护肠胃健康。

贴心提示

　　圆白菜和其他芥属蔬菜都含有少量致甲状腺肿的物质，可以干扰甲状腺对碘的利用，当机体发生代偿反应，就使甲状腺变大，形成甲状腺肿。

苹果香瓜汁 ▶ 改善肠胃不适

▼ 原料

苹果
1个

香瓜
半个

饮用水
200毫升

做法

❶将苹果洗净去核，切成块状；

❷将香瓜去皮去瓤，切成块状；

❸将切好的苹果、香瓜和饮用水一起放入榨汁机榨汁。

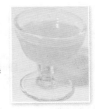

养生功效

　　苹果能调理肠胃，有止泻和通便的双重作用，是因为苹果中含有鞣酸、果胶、膳食纤维等特殊物质。未经加热的生果胶可软化大便，与膳食纤维共同起到通便作用。而煮过的果胶则摇身一变，不仅具有吸收细菌和毒素的作用，而且还有收敛、止泻的功效。

　　香瓜味道很好，可以作为甜点食用。它可以作为高热量零食的替代，可以帮助健康的减肥。由于含有丰富的钾，它可以帮助控制血压，并能预防中风。

　　此款果汁能够改善肠胃不适，预防胃溃疡。

贴心提示

　　如果一个苹果能够15分钟才吃完，则苹果中的有机酸和果酸质就可以把口腔中的细菌杀死。因此，慢慢地吃苹果，对于人体的健康有好处。

南瓜杏汁 ▶   保护肠道，加速消化

原料

南瓜
2 片

杏子
6 颗

饮用水
200 毫升

做法

❶将南瓜去皮切成块状；将杏子洗净去核，切成块状；

❷将切好的南瓜、杏子和饮用水一起放入榨汁机榨汁。

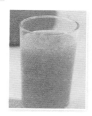

养生功效

　　南瓜内含有维生素和果胶，其中果胶具有非常好的吸附性，能黏结和消除体内的细菌毒素和其他有害的物质，如重金属中的铅、汞和放射性元素，能起到解毒的作用；南瓜中所含的果胶还可以保护胃肠道黏膜，令其免受粗糙食品的刺激，促进溃疡愈合，适宜于胃病患者食用。

　　此款果汁可生津止渴，清热解毒，还具有非常不错的减肥效果。

贴心提示

　　南瓜不宜久存，削去皮后放置太久的话，瓜瓤便会自然无氧酵解，产生酒味，在制作果汁的时候一定注意不要选用这样的南瓜，否则便有可能会引起中毒。

木瓜橙子豆浆汁 ▶ 　清除宿便

原料

木瓜
半个　　橙子
1个　　柠檬
2片　　豆浆
200毫升

做法

❶将木瓜去皮去子，洗净切成块状；将橙子去皮，分开；将柠檬洗净，切成块状；

❷将准备好的木瓜、橙子、柠檬和豆浆一起放入榨汁机榨汁。

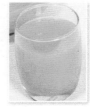

养生功效

　　木瓜中含有大量木瓜酵素，对动植物蛋白、多肽、酯、酰胺等有较强的水解能力，因此可以解除食物中的油腻。肉类制品进入人体后，主要由胃分泌的胃蛋白酶和胰腺产生的胰蛋白酶，将肉类中的蛋白质分解为易于被人体吸收的小分子物质。而木瓜中所含的木瓜蛋白酶，作用原理与胃蛋白酶和胰蛋白酶完全相同。

　　橙子中含有的果胶物质和纤维素，能够帮助肠道蠕动，清肠通便，及时排出体内有害物质。

　　此款果汁能够增强肠胃蠕动，清除宿便。

贴心提示

　　木瓜中的番木瓜碱，对人体有小毒，每次食量不宜过多，过敏体质者应慎食。

莲藕甘蔗汁 ▶ 治疗腹泻

原料

莲藕
6厘米长

甘蔗
8厘米长

饮用水
200毫升

做法

① 将莲藕、甘蔗去皮，切成丁；
② 将切好的莲藕、甘蔗和饮用水一起放入榨汁机榨汁。

养生功效

藕粉在一定程度上对肠炎是有利的，在民间，陈年的老藕粉多用于治疗小孩的腹泻，效果明显。肠炎期间食用藕粉对身体恢复是比较有利的。

甘蔗有滋养润燥之功，适用于咽喉肿痛、大便干结、虚热咳嗽等病症。甘蔗还有清热润肺、健肝补脾、生津解酒的功效，适宜于肺热干咳、胃热呕吐、肠燥便秘、消化不良、低血糖口舌干燥之人作为饮料饮用，被古人称之为"天然复脉汤"。

此款果汁能够补气血，治疗腹泻。

贴心提示

藕微甜而脆，可生食也可做菜，而且药用价值相当高。用藕制成粉，能消食止泻，开胃清热，滋补养性，预防内出血，是妇孺童妪、体弱多病者上好的流质食品和滋补佳珍。

菠萝西瓜汁 ▶ 增进食欲，助消化

原料

菠萝 2片　　西瓜 2片　　饮用水 200毫升

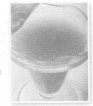

做法

① 将菠萝洗净，切成丁；将西瓜去子，切成块状；

② 将切好的菠萝、西瓜和饮用水一起放入榨汁机榨汁。

养生功效

菠萝果肉甜中带酸，吃起来爽口多汁，有强烈的芳香气味，也可以增进食欲。

把西瓜做成各种菜式，可以帮老年人开胃解署，并且利于维生素和蛋白质的吸收。如西瓜与苦瓜配合，可以起到利尿作用；把西瓜汁做成西瓜酪，有利补充蛋白质；西瓜浇点辣汁，可以提高老人食欲和消化系统功能。

此款果汁对于健脾开胃有很好疗效。

贴心提示

肾功能出现问题的病人吃了太多的西瓜，会因摄入过多的水，又不能及时排出这些过多的水，就造成了水分在体内储存过量，血容量增多，容易诱发急性心力衰竭。因而不宜多喝。

肝脏疾病

西蓝花芝麻汁 ▶  抗氧化，抑制肝癌

原料

西蓝花
2 片

芝麻
适量

饮用水
200 毫升

做法

① 将西蓝花洗净焯一下；
② 将西蓝花、芝麻和饮用水放入榨汁
机榨汁。

养生功效

芝麻中含有的木脂素具有很强的抗氧化作用，能够提高肝脏的解毒功效，抑制癌细胞的生长。

西蓝花中所含的一种叫萝卜硫素的物质，具有很强的防癌抗癌功效。

此款果汁适用于酒精肝、肝炎患者。

贴心提示

菜花属十字花科，是甘蓝的变种，其食用部分为洁白、短缩、肥嫩的花蕾、花枝、花轴等聚合而成的花球，是一种粗纤维含量少、品质鲜嫩、营养丰富的蔬菜。

番茄圆白菜甘蔗汁▶ 增强肝脏解毒功能

原料

番茄
1个

圆白菜
1片

甘蔗
8厘米长

做法

❶在番茄的表皮上划几道口子，在沸水中浸泡10秒；剥掉番茄的皮，将番茄切成块状；

❷将圆白菜洗净切碎；将甘蔗去皮，切成块状；

❸将准备好的番茄、圆白菜、甘蔗一起放入榨汁机榨汁。

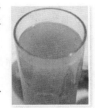

养生功效

番茄中的营养成分烹调时遇热、酸、碱不易破坏，对肝脏、心脏等器官都具有营养保健功效，是肝病患者理想的蔬菜。番茄中的大量纤维素有利于各种毒素排出，可以减轻肝脏排毒代谢的负担。

甘蔗味甘而性凉，有清热之效，能解肺热和肠胃热。甘蔗不但能给食物增添甜味，而且还可以提供人体所需的营养和热量。甘蔗可以通便解结，饮其汁还可缓解酒精中毒，从而起到保护肝脏的作用。

圆白菜具有杀菌消炎、解毒的作用。将番茄、甘蔗和圆白菜榨汁饮用，不仅能够保护肝脏健康，还能增强肝脏的解毒功能。

女性疾病

梅脯红茶果汁 ▶ 补充铁元素，调治贫血

梅脯
4 颗

红茶
200 毫升

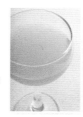

做法

❶去除梅脯的核，将果肉切成适当大小；
❷将梅脯和红茶一同放入榨汁机榨汁。

养生功效

　　梅脯富含碳水化合物，能够储存和提供热能，维持大脑功能必需的能源；能够调节脂肪代谢、提供膳食纤维、增强肝脏的解毒功能。另外，梅脯中含有丰富的铁元素，铁在体内有运送氧气的作用，如果体内缺铁，就会因为缺氧而导致贫血，因而，梅脯有预防贫血的功效。

　　此款果汁适用于贫血的女性。

贴心提示

　　果脯含糖量较高，糖尿病患者等不宜过多摄入糖分的人群，最好选择一些功能性低糖甜味品代替果脯蜜饯产品。

红葡萄汁 ▶ 预防和改善贫血

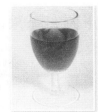

原料

葡萄
1 个

饮用水
200 毫升

做法

❶ 将葡萄去皮去子；
❷ 将葡萄和饮用水一起放入榨汁机榨汁。

养生功效

　　葡萄中的糖易被人体吸收。葡萄中的糖主要是葡萄糖，能很快被人体吸收，特别是当人体出现低血糖症状时，只要及时饮用葡萄汁，便可很快使症状缓解。细胞代谢会产生自由基，对皮肤伤害极大，而葡萄里的抗氧化剂能预防和修复自由基导致的皮肤干燥、起皱纹和松弛下垂等问题。一天吃两小串葡萄就可满足正常人每日 20% 的维生素 C 摄入量，还可防止皮肤弹性蛋白的流失。

　　此款果汁适于贫血和体质虚弱者。

贴心提示

　　牛奶和糖不能在一起煮，因为牛奶中的赖氨酸与果糖在高温下，会生成一种有毒物质——果糖基赖氨酸。这种物质不能被人体消化吸收，会对人体产生危害。如果要喝甜牛奶，最好等牛奶煮开后再放糖。

姜枣橘子汁 ▶ 暖宫散寒，改善月经不调

原料

生姜
2 片

大枣
4 颗

橘子
半个

饮用水
200 毫升

做法

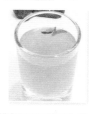

❶将生姜去皮切成末；将大枣去核；
将橘子洗净切成块状；
❷将准备好的生姜、大枣、橘子和饮
用水一起放入榨汁机榨汁。

养生功效

　　生姜可以帮助暖胃驱寒，对缓解畏寒怕冷症状极
有帮助，对于缓解痛经也疗效极佳，所以寒凉体质的
女性一定要多吃姜。

　　大枣性味甘温，具有补中益气、养血安神的作用；
生姜性味辛温，具有温中止呕、解表散寒的作用；二
者合用，可充分发挥姜的作用，促进气血流通，改善
手脚冰凉的症状。

　　橘子则具有开胃理气、止咳润肺的功效。

　　此款果汁能够驱除体内寒气，适于畏寒之人。

贴心提示

　　品质好的生姜修整干净，不带泥土、毛根，不烂，
无蔫萎、虫伤、无受热、受冻现象。姜受热易生白毛，
皮变红，易烂；受冻则皮软，外皮脱落，手捏流姜汁。

胡萝卜西蓝花茴香汁 ▶ 防治乳腺癌

原料

胡萝卜
半根

西蓝花
2朵

茴香
适量

饮用水
200毫升

做法

❶将胡萝卜洗净切成丁；将西蓝花在水中焯一下，切碎；将茴香洗净切碎；

❷将准备好的胡萝卜、西蓝花、茴香和饮用水一起放入榨汁机榨汁。

养生功效

　　西蓝花不但能给人补充一定量的硒和维生素C，还能提供大量的胡萝卜素，它们共同作用于癌细胞，有抑制癌前细胞病变的功能。西蓝花内还有多种吲哚衍生物，此化合物可以降低体内雌激素水平，从而预防乳腺癌的发生。此外，研究表明，西蓝花中提取的一种酶能预防癌症，有提高致癌物解毒酶活性的作用。

　　茴香油能刺激胃肠神经血管，促进唾液和胃液分泌，起到增进食欲、帮助消化的作用。

　　此款果汁能够养颜美肌，预防乳腺癌。

贴心提示

　　西蓝花中容易生菜虫，常有残留的农药，在吃之前，将其放在盐水里浸泡几分钟，菜虫就跑出来了，还能去除残留农药。

胡萝卜西芹莴苣汁

补血，预防乳腺增生

原料

胡萝卜
1 根

西芹
半根

莴苣
6 厘米长

菠菜
1 棵

做法

❶将胡萝卜、莴苣洗净去皮，切成块状；

❷将西芹、菠菜洗净，切成段；

❸将切好的胡萝卜、西芹、莴苣、菠菜和饮用水一起放入榨汁机榨汁。

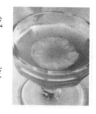

养生功效

很多女性在 40 岁以后都会感觉到便秘的情况越来越严重。研究证明，女性便秘不仅会引起轻度毒血症症状，如食欲减退、精神萎靡、头晕乏力等。时间长了，还会导致贫血和营养不良，甚至使女性乳房组织细胞发育异常，从而增加患乳腺癌的可能性。

莴苣含有多种维生素和矿物质，具有调节神经系统功能的作用，其所含有机化合物中富含人体可吸收的铁元素，对缺铁性贫血病人十分有利。

此款果汁能够预防乳腺增生和癌症。

贴心提示

做菠菜时，先将菠菜用开水烫一下，可除去 80% 的草酸，然后再炒，拌或做汤。

橙子蛋蜜汁 ▶ 预防乳腺增生

原料

橙子
1个

熟蛋黄
1个

蜂蜜
适量

饮用水
200毫升

做法

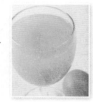

❶将橙子去皮，切成块状；

❷将准备好的橙子、蛋黄和饮用水一起放入榨汁机榨汁；

❸在榨好的果汁内加入适量蜂蜜即可。

养生功效

橙子味酸性寒凉，有和中开胃、降逆止呕之功。

鸡蛋具有预防乳腺癌的功效，这是美国乳腺癌研究专刊公布出的最新医学研究成果。除了鸡蛋之外，植物脂肪和富含能促进肠蠕动的纤维素类食物也具有预防乳腺癌的功效。

此款果汁能够缓解焦虑和压力，调节机体内分泌紊乱。

贴心提示

生鸡蛋的蛋白质结构致密，大部分不能被人体吸收，只有煮熟后蛋白质才变得松软，人体胃肠道才可消化吸收。生鸡蛋有特殊的腥味，会引起中枢神经抑制，使唾液、胃液和肠液等消化液的分泌减少，从而导致食欲缺乏、消化不良。

胡萝卜豆浆汁 ▶

治理月经不调

原料

胡萝卜
半根
豆浆
200 毫升

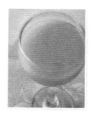

做法

❶将胡萝卜洗净切成丁；
❷将胡萝卜丁和豆浆一起放入榨汁机榨汁。

养生功效

女性多贫血，豆浆有助于改善贫血女性的症状，其调养作用比牛奶要强。进入中老年的女性喝豆浆，还可调节内分泌、延缓衰老；青年女性喝豆浆，则美白养颜、淡化暗疮。

豆浆中的异黄酮对于月经不调有很好的调理作用，还能预防乳腺癌、骨质疏松等女性疾病。

此款果汁适于月经不调，痛经者。

贴心提示

生豆浆加热到 80 ~ 90℃的时候，会出现大量白沫，此时的温度不能破坏豆浆中的皂苷物质，应继续加热 3 ~ 5 分钟，使泡沫完全消失。但是如果将豆浆反复煮好几遍，这样虽然去除了豆浆中的有害物质，同时也造成了营养物质流失，因此，煮豆浆要恰到好处，控制好加热时间。

豆浆蓝莓果汁 ▶ 改善更年期症状

原料

蓝莓
4 颗

豆浆
200 毫升

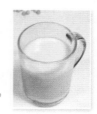

做法

① 将蓝莓洗净且用盐水浸泡 5 分钟；
② 将蓝莓和豆浆一起放入榨汁机榨汁。

养生功效

　　鲜豆浆除了含有植物雌激素以外，还含有大豆蛋白、异黄酮、卵磷脂等物质，对某些癌症如乳腺癌、子宫癌还有一定的预防作用，是一味天然的雌激素补充剂。同时，豆浆所含的黄豆苷原，可调节女性内分泌系统的功能。

　　蓝莓中含有丰富的花青素，有抗菌、抗自由基、抗视力退化及抗动脉硬化和血栓形成的作用。经常食用蓝莓制品，可消除眼睛疲劳，营养皮肤，延缓脑神经衰老，增强心脏功能，预防阿尔茨海默病。

　　此款果汁适用于步入更年期的中老年女性。

贴心提示

　　购买豆浆时需要注意，优质豆浆具有豆浆固有的香气，无任何其他异味；次质豆浆固有的香气平淡，稍有焦糊味或豆腥味；劣质豆浆有浓重的焦糊味、酸败味、豆腥味或其他不良气味。

芹菜柚姜味汁 ▶ 缓解更年期生理症状

原料

芹菜
半根

柚子
2 片

生姜
2 片

饮用水
200 毫升

做法

❶ 将芹菜、柚子洗净切成块状；将生姜去皮，切成丁；

❷ 将切好的芹菜、柚子、生姜和饮用水一起放入榨汁机榨汁。

养生功效

对于皮肤苍白干燥、面色无华的人来说，食用芹菜也有很好的功效。

柚子维生素 C 含量比较高，有一定的美白效果。蜂蜜柚子茶能将这两种功效很好地结合起来，清热降火，嫩白皮肤。经常食用生姜能抗衰老，老年人常吃生姜可清除"老人斑"。

此款果汁适于更年期人群。

贴心提示

好柚子一般比较匀称，一旦出现畸形，比如一边大一边小，便说明它营养不良，果肉极可能是酸中带苦。成熟度比较高的柚子，外皮应当呈黄色。拿手指摁一摁，皮薄的柚子，果肉很结实，水分足，甜度高。而一摁就下去一块，说明皮很厚。

中老年疾病

苹果油菜汁 ▶ 补中益气，增强抵抗力

原料

苹果
半个

油菜叶
4 片

饮用水
200 毫升

做法

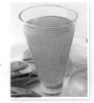

❶将苹果洗净切成块状；
❷将油菜叶洗净切碎；
❸将切好的苹果、油菜叶和饮用水一起放入榨汁机榨汁。

养生功效

　　油菜味辛、性温、无毒，入肝、肺、脾经。茎、叶可以消肿解毒，治痈肿丹毒、血痢、劳伤吐血。种子可行滞活血，治产后心、腹诸疾及恶露不下、蛔虫肠梗阻。油菜中含有大量的植物纤维素，能促进肠道蠕动，增加粪便的体积，缩短粪便在肠腔停留的时间，从而治疗多种便秘，预防肠道肿瘤。油菜所含钙量在绿叶蔬菜中为最高，一个成年人一天吃 500 克油菜，其所含钙、铁、维生素 A 和维生素 C 即可满足一天的生理需求。

　　油菜和苹果相组合，能够增强免疫力，改善更年期症状。

　　此款果汁能抗氧化，增强抵抗力，预防癌症。

豆浆可可汁 ▶ 预防骨质疏松

原料

可可粉
1 勺

豆浆
200 毫升

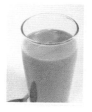

做法

将豆浆和可可粉一起放入榨汁机榨汁即可。

养生功效

豆浆性平味甘，能利水下气、制诸风热、解诸毒。经常喝豆浆可以预防骨质疏松和便秘。对于年轻女性来说，常喝豆浆可以减少面部青春痘、暗疮的发生，使皮肤白皙润泽。老年人多喝鲜豆浆还可预防阿尔茨海默病，防治气喘病。对于贫血病人的调养，豆浆比牛奶作用还要强，以喝热豆浆的方式补充植物蛋白，可以使人的抗病能力增强。更年期的女性每天喝一杯豆浆，就可以帮助调节内分泌系统，减轻并改善更年期症状，延缓衰老。

此款果汁具有延缓衰老，预防骨质疏松的功效。

贴心提示

豆浆中的草酸盐可与肾中的钙结合，会加重肾结石的症状，所以肾结石患者不宜饮用，另外，豆浆对痛风病人也不适宜。

橘子牛奶汁▶ 增加骨密度

原料

橘子
半个

牛奶
200毫升

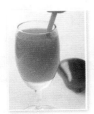

做法

❶将橘子连皮洗净，切成块状；
❷将切好的橘子和牛奶一起放入榨汁机榨汁。

养生功效

　　膝关节退变增生是随年龄增长的正常生理过程，中老年人都有一定程度的骨质疏松，当站立位和行走时全身重量均由双膝承担，膝关节长期劳损、反复扭伤时膝关节肌力减弱、失衡，产生不协调之摩擦损伤，久之，软骨面退变，弹性降低，部分或以至完全碎裂、脱落，而导致膝关节疼痛、积液、纤维组织增生。美国的研究人员发现，常规给实验室小鼠喂橘子汁能够预防骨质疏松。

　　此款果汁能够增强机体免疫力，预防骨质疏松。

贴心提示

　　橘皮菜：吃过橘子后，把新鲜的橘皮收集起来，清洗干净，在清水中泡2天，然后切成细丝，再用白糖腌20天，就成了非常可口的下酒菜。不仅吃起来甜香爽口，而且还有解酒的作用。

南瓜橘子胡萝卜汁 ▶ 预防骨质疏松

原料

南瓜
2 片

橘子
1 个

蜂蜜
适量

饮用水
200 毫升

做法

❶将南瓜去皮去瓤，切成块状；将橘子去皮，分开果肉；

❷将南瓜、橘子和饮用水一起放入榨汁机榨汁；在榨好的果汁内加入适量蜂蜜搅拌均匀即可。

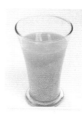

养生功效

南瓜中高钙、高钾、低钠，特别适合中老年人和高血压患者，有利于预防骨质疏松和高血压；南瓜所含果胶还可以保护胃肠道黏膜，免受粗糙食品刺激，促进溃疡愈合。南瓜能消除致癌物质亚硝胺的突变作用，有防癌功效，并能帮助肝、肾功能的恢复，增强肝、肾细胞的再生能力。

此款果汁能够提高机体免疫力，预防骨质疏松。

贴心提示

橘子含热量较多，如果我们一次食用过多，就会"上火"，从而诱发口腔炎、牙周炎等症。过多食用柑橘类水果会引起"橘子病"，出现皮肤变黄等症状。

癌症

西蓝花胡萝卜汁 ▶ 抗氧化，防癌症

原料

西蓝花
2朵

胡萝卜
半根

饮用水
200毫升

做法

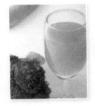

❶将西蓝花洗净焯一下；

❷将胡萝卜切成丁；

❸将西蓝花和胡萝卜一起放入榨汁机榨汁。

养生功效

　　胡萝卜所含的胡萝卜素经过机体作用后会转变成维生素A，有助于增强机体的免疫功能，在预防上皮细胞癌变的过程中具有重要作用；胡萝卜含有的木质素能提高机体免疫机制，间接消灭癌细胞；具有强效抗氧化力的β-胡萝卜素，可以对抗多种的癌症，如肺癌、甲状腺癌、乳癌等。对于曾经有癌症病史，或者容易长息肉的人，应多食富含胡萝卜素的食物。

　　西蓝花含较多维生素C，在防治胃癌、乳腺癌方面效果尤佳，同时西蓝花含有抗氧化防癌症的微量元素，长期食用可以减少乳腺癌、直肠癌及胃癌等癌症的发病概率。

　　此款果汁具有很强的抗氧化、防癌症功效。

番茄胡萝卜汁 ▶ 抑制活性氧，预防癌症

原料

番茄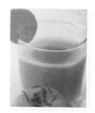
2 个

胡萝卜
半根

做法

❶ 在番茄的表皮划几道口子，在沸水中浸泡 10 秒；

❷ 剥去番茄的表皮，将番茄切成块状；

❸ 将胡萝卜洗净切成丁。

❹ 将切好的番茄和胡萝卜一起放入榨汁机榨汁。

养生功效

研究发现，番茄红素淬灭清除自由基的能力最强，是胡萝卜素的 2 倍多，是维生素 E 的 100 倍。

富含类胡萝卜素的饮食能降低膀胱癌、宫颈癌、前列腺癌、喉癌和食管癌的风险。除了防癌，胡萝卜的营养素还能增强免疫力，促进耳朵、眼睛和肠胃的健康。

此款果汁能够抑制体内活性氧，消灭癌细胞。

贴心提示

番茄红素遇光、热和氧气容易分解，失去保健作用，因此，不宜在沸水中浸泡过久。

猕猴桃汁 ▶ 增强免疫力，预防癌症

原料

猕猴桃
2 个

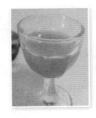

做法

① 剥去猕猴桃的表皮并切成块状；
② 将切好的猕猴桃放入榨汁机榨汁。

养生功效

　　猕猴桃是所有水果中维生素 C 含量最多的，猕猴桃所含的谷胱甘肽，有抑制癌症基因突变的作用。猕猴桃能通过保护细胞间质屏障，消除摄入的致癌物质，对延长癌症患者生存期起一定作用。猕猴桃的清热生津、活血行水之功，尤其适合乳癌、肺癌、宫颈癌、膀胱癌等患者放疗后食用。猕猴桃的抗氧化物质能够增强人体的自我免疫功能。

　　此款果汁能够增强免疫力，抑制肿瘤诱变。

贴心提示

　　猕猴桃营养价值极高，被誉为"水果之王"，含亮氨酸、苯丙氨酸、异亮氨酸、酪氨酸、缬氨酸、丙氨酸等十多种氨基酸，含有丰富的矿物质，每100 克果肉含钙 27 毫克，磷 26 毫克，铁 1.2 毫克，还含有胡萝卜素和多种维生素。

番茄西蓝花汁 ▶ 消除体内致癌物质的毒性

原料

西蓝花
2 朵

番茄
1 个

饮用水
200 毫升

做法

❶将西蓝花在沸水中焯一下；
❷将番茄表皮划几道口子，在沸水中
浸泡 10 秒；
❸剥去番茄的表皮，并切成大块；
❹将西蓝花、番茄与饮用水一起放入
榨汁机榨汁。

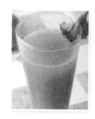

养生功效

番茄能够预防的癌症包括：前列腺癌、肺癌及胃
癌，此外，对预防胰脏癌、大肠癌、食管癌、口腔癌、
乳癌及子宫颈癌也可能有效。

长期以来，西蓝花被视为一种能降低癌症风险的
蔬菜。一些调查研究证实食用西蓝花确实与某些癌症
的发生率降低有关。西蓝花中富含的化合物莱菔硫烷
被认为是一种具有抗癌作用的物质。

此款果汁能够抑制体内癌细胞的增长。

贴心提示

挑选西蓝花时，手感越重的，质量越好。不过，
也要避免其花球过硬，这样的西蓝花比较老。

莴苣苹果汁 ▶ 预防癌症和肿瘤

原料

莴苣	苹果	饮用水
4 厘米长	半个	200 毫升

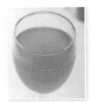

做法

❶将莴苣去皮切成丁；
❷将苹果去核切成丁；
❸将切好的莴苣、苹果和饮用水一起放入榨汁机榨汁。

养生功效

　　莴苣叶含有的成分，能分解食物中的致癌物亚硝胺，防止各种癌症的发生。莴苣有促进利尿、改善心肌收缩、体内电解质平衡的维持、帮助牙齿及骨骼的生长、维持甲状腺生理功能、促进新陈代谢等功效。

　　研究证实，苹果中的多酚能够抑制癌细胞的增殖。苹果中含有的黄酮类物质是一种高效抗氧化剂，它不但是最好的血管清理剂，而且是癌症的克星。

　　此款果汁能够降低胆固醇，防癌抗癌。

贴心提示

　　莴苣中的某种物质对视神经有刺激作用，古书记载莴苣多食使人目糊，停食数天，则能自行恢复，故视力弱者不宜多饮，有眼疾特别是夜盲症的人也应少饮。

芒果椰奶汁 ▶   防癌抗癌

原料

芒果
半个

椰奶
200 毫升

做法

❶将芒果去皮，取出果肉；
❷将准备好的芒果和椰奶一起放入榨汁机榨汁。

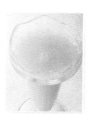

养生功效

美国科学家发现，芒果还有预防或抑制某些类型结肠癌和乳腺癌的作用。研究人员对芒果中的多酚进行了研究，特别是其中的生物活性成分丹宁。研究发现，细胞分裂周期因多酚而被打破，这可能是芒果预防或抑制癌症的一种机制。研究发现，芒果中的多酚提取物对结肠癌、乳腺癌、肺癌、白血病和前列腺癌有预防作用，尤其对乳腺癌和结肠癌非常有效。

此款果汁不仅能够防癌抗癌，还能增强肠胃蠕动能力。

熟的芒果放冰箱中保鲜，不可水洗后放入（水洗后会缩短存放时间），可用塑料袋或保鲜膜包好。极熟的可保留 3 天，稍熟的可放置 7 ~ 10 天。

呼吸系统疾病

草莓樱桃汁 ▶　　消痛止咳，清神

原料

草莓
4 颗

樱桃
6 颗

饮用水
200 毫升

做法

❶将草莓洗净，切成块状；将樱桃洗
净去核；

❷将准备好的草莓、樱桃和饮用水一
起放入榨汁机榨汁。

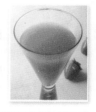

养生功效

　　草莓对胃肠道有一定的滋补调理作用，还可治疗
贫血。草莓除可以预防坏血病外，对防治动脉硬化、
冠心病也有较好的疗效。草莓中含有天冬氨酸，可以
自然平和地清除体内的重金属离子。

　　草莓和樱桃制成的果汁色泽鲜亮，味道甜美，经
常饮用不仅能够消炎止咳，还有养精怡神的作用。

贴心提示

　　樱桃洗干净后，可放置在餐巾纸上吸收残余水
分，干燥后装入保鲜盒或塑料袋中放入冰箱中。

莲藕橘皮蜜汁▶　清热化瘀，止咳化痰

原料

莲藕
4厘米长 　蜂蜜
适量 　生橘皮
适量 　饮用水
200毫升

做法

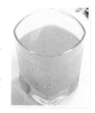

❶将莲藕洗净去皮，切成块状；
❷将切好的莲藕和饮用水、生橘皮一起放入榨汁机榨汁；
❸在榨好的果汁内加入适量的蜂蜜搅拌均匀即可。

养生功效

　　上呼吸道感染、气管支气管炎、急慢性咽炎、各种炎症引起的肺部感染等疾病都可能出现咳嗽症状，莲藕汤能防治咳嗽。

　　橘皮入药称为"陈皮"，具有理气燥湿、化痰止咳、健脾和胃的功效。

　　此款果汁能够化痰止咳，补益气血。

贴心提示

　　藕分为红花藕、白花藕和麻花藕三种。红花藕，藕形瘦长，外皮褐黄色、粗糙，含粉多，水分少，不脆嫩；白花藕肥大，外表细嫩光滑，呈银白色，肉质脆嫩多汁，甜味浓郁；麻花藕呈粉红色，外表粗糙，含淀粉多。

莲藕甜椒苹果汁 ▶ 治疗哮喘，防治感冒

原料

莲藕
4 厘米长

甜椒
1 个

苹果
1 个

饮用水
200 毫升

做法

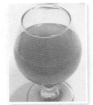

❶ 将莲藕洗净去皮，切成块状；将甜椒洗净去子，切成块状；将苹果洗净去核，切成块状；

❷ 将切好的莲藕、甜椒、苹果和饮用水一起放入榨汁机榨汁。

养生功效

　　对于哮喘患者来说，藕是理想的食用蔬菜。莲藕能够防治咳嗽和哮喘，患支气管炎者，可用洗净的鲜藕榨汁饮用。藕汁对晨起时痰中带血丝及晚上声音嘶哑的病人，亦有良好效果。

　　多吃苹果可降低哮喘的发病率，同时还可以提高人体的免疫力。

　　此款果汁能够防治哮喘和感冒。

贴心提示

　　甜椒的挑选：要挑色泽鲜亮的，个头饱满的；同时还要用手掂一掂，捏一捏，分量沉而且不软的就是新鲜的、优质的甜椒。甜椒有 3 个爪和 4 个爪的，越是 4 个爪的口感越好。

柳橙菠菜汁▶　止咳化痰，对抗气喘

原料

柳橙
1 个

菠菜
2 棵

柠檬
2 片

饮用水
200 毫升

做法

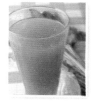

①将柳橙去皮，分开；将菠菜洗净切碎；将柠檬洗净，切成块状；

②将准备好的柳橙、菠菜、柠檬和饮用水一起放入榨汁机榨汁。

养生功效

　　实验表明，橙皮的止咳化痰功效胜过陈皮，是治疗感冒咳嗽、胸腹胀痛、哮喘的良药。

　　菠菜中含有丰富的胡萝卜素、维生素 C、钙、磷、一定量的铁、芸香甙、辅酶 Q10 等有益成分，能够改善过敏体质，从而降低因过敏引起的咳嗽、哮喘。

　　柠檬也能祛痰。柠檬皮的祛痰功效比柑橘还强。尤其是在夏季痰多、咽喉不适时，将柠檬汁加温水和少量食盐，可使喉咙积聚的浓痰顺利咳出。

　　此款果汁能够缓解气喘症状。

贴心提示

　　柠檬酸汁的杀菌作用，对食品卫生很有好处。实验显示，酸度极强的柠檬汁在 15 分钟内可把活海生贝壳内所有的细菌杀死。

白萝卜雪梨橄榄汁 ▶ 缓解急性咽炎

原料

白萝卜 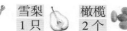 雪梨 橄榄 饮用水
4 片 1 只 2 个 100 毫升

做法

❶将白萝卜去皮，洗净后切成块状；将雪梨去皮去核，切成丁；将橄榄去核，取出果肉；

❷将准备好的白萝卜、雪梨、橄榄和饮用水一起放入榨汁机榨汁。

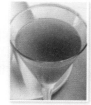

养生功效

　　白萝卜含芥子油、淀粉酶和粗纤维，具有促进消化，增强食欲，加快胃肠蠕动和止咳化痰的作用。白萝卜生吃有很强的消炎作用。

　　梨汤水可以用以治疗肺炎、呼吸道疾病、肺心病等症，疗效显著。梨所含鞣酸等成分，能够祛痰止咳。

　　橄榄有利咽化痰、清热解毒、生津止渴、除烦醒酒、化刺除鲠之功。

　　此款果汁对于治疗咽炎有显著疗效。

贴心提示

　　市售色泽特别青绿的橄榄果如果没有一点黄色，说明已经矾水浸泡过，为的是好看，最好不要食用或吃时务必要漂洗干净。

桃子石榴汁 ▶

健胃提神，预防季节性流感

原料

桃子
1 只

石榴汁
200 毫升

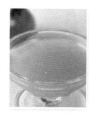

做法

① 将桃子洗净去核，切成块状；
② 将准备好的桃子和石榴汁一起放入榨汁机榨汁。

养生功效

桃子富含胶质物，这类物质能够吸收肠道水分达到预防便秘的效果。桃子有补益气血、养阴生津的作用，可用于大病之后，气血亏虚、面黄肌瘦、心悸气短者；桃子还有抗凝血作用，能抑制咳嗽中枢而止咳。

石榴汁含有多种氨基酸和微量元素，有助消化、抗胃溃疡、软化血管、降血脂和血糖、降低胆固醇等多种功能。可防止冠心病、高血压，可达到健胃提神、增强食欲、益寿延年之功效。石榴对于预防流感也有很强的作用。

此款果汁适于季节性流感患者饮用。

贴心提示

内热偏盛、易生疮疖、糖尿病患者不宜多饮，婴儿、糖尿病患者、孕妇、月经过多者忌饮。

菠菜香蕉汁 ▶ 增强免疫力，预防感冒

原料

菠菜
2棵

香蕉
1根

做法

❶将菠菜洗净去根，切碎；

❷剥去香蕉的皮和果肉上的果络，切成块状；

❸将准备好的菠菜、香蕉和牛奶一起放入榨汁机榨汁。

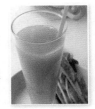

养生功效

　　菠菜能够增强人体的抗病能力，有效预防季节性感冒。

　　香蕉性寒味甘，含有丰富的维生素、蛋白质、膳食纤维等物质，不仅能够补充人体所需的营养，还能增强人体免疫力。香蕉含有高量糖质，在体内可转变成热量，因此是补充体力的佳品。

　　此款果汁能够增强免疫力，预防感冒。

贴心提示

　　菠菜含水量有草酸，草酸与钙质结合易形成草酸钙，它会影响人体对钙的吸收。因此，菠菜不能与含钙豆类、豆制品类及木耳、虾米、海带、紫菜等食物同时食用。

苹果莲藕橙子汁 增强免疫力，远离热伤风

原料

苹果
1 个

莲藕
6 厘米长

橙子
1 个

饮用水
200 毫升

做法

❶将苹果洗净去核，切成块状；将橙子去皮，分开；将莲藕洗净去皮，切成丁；

❷将准备好的苹果、莲藕、橙子和饮用水一起放入榨汁机榨汁。

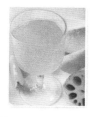

养生功效

研究表明，70% 的疾病发生在酸性体质的人身上，而苹果是碱性食品，吃苹果可以迅速中和体内过多的酸性物质，增强体力和抗病能力。苹果含有较多果糖、多种有机酸、果胶及微量元素。吃苹果有助于刺激抗体和白细胞的产生，因此可以增强人体免疫力。

秋季食用莲藕能防治感冒、咽喉疼痛等多种疾病。

此款果汁能够增强免疫力，预防感冒。

贴心提示

藕性寒，生吃清脆爽口，但碍脾胃。脾胃消化功能低下、大便溏泄者不宜生吃。选择藕节短、藕身粗的为好，从藕尖数起第二节藕最好。

疲劳

葡萄菠菜汁 ▶ 缓解疲劳

原料

| 葡萄 10 颗 | 菠菜 2 棵 | 柠檬 2 片 | 饮用水 200 毫升 |

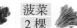

做法

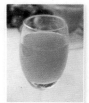

❶将葡萄洗净去皮去子，取出果肉；将菠菜洗净切碎；将柠檬洗净切成块状；

❷将准备好的葡萄、菠菜、柠檬和饮用水一起放入榨汁机榨汁。

养生功效

　　葡萄中所含的葡萄糖，能很快被人体吸收。当人体出现低血糖时，若及时饮用葡萄汁，可很快使症状得到缓解。老年人胃气虚弱，胃阴不足，可嚼食葡萄干。

　　菠菜对于缓解身体疲劳亦有作用。

　　此款果汁能够缓解疲劳和亚健康状态。

贴心提示

　　不宜将菠菜与黄瓜同食，黄瓜中会有维生素 C 分解酶，会破坏菠菜里的维生素 C。

蜜香椰奶汁 ▶ 缓解身体疲倦

原料

葡萄	柠檬	冰糖	椰奶
6 颗	2 片	适量	200 毫升

做法

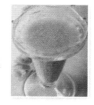

①将葡萄洗净去皮，取出果肉；

②将柠檬洗净切成块状；

③将准备好的葡萄、柠檬和椰奶一起放入榨汁机榨汁。

养生功效

　　黑葡萄中的钾、镁、钙等矿物质的含量要高于其他颜色的葡萄，这些矿物质离子大多以有机酸盐形式存在，对维持人体的离子平衡有重要作用，可有效抗疲劳。

　　椰奶有很好的清凉消暑、生津止渴的功效。椰奶还有利尿、强心、生津、利水、止呕止泻等功效。椰奶营养很丰富，是补充营养、缓解身体疲乏的佳饮。

　　此款果汁能够迅速补充体内能量，增强免疫功能。

贴心提示

　　取葡萄汁与甘蔗汁各一杯混匀，慢慢咽下，一日数次，对声音嘶哑有一定辅助治疗的作用。对于高血压患者，则可取葡萄汁与芹菜汁各一杯混匀，用开水送服，每日 2 ~ 3 次，15 日为一疗程。

菠萝苦瓜蜂蜜汁 ▶ 消除疲劳，缓解酸痛

原料

| 菠萝 | 苦瓜 | 蜂蜜 | 饮用水 |
| 2片 | 6厘米长 | 适量 | 200毫升 |

做法

❶ 将菠萝洗净切块；将苦瓜去瓤洗净切丁；

❷ 将菠萝、苦瓜和饮用水一起放入榨汁机榨汁；

❸ 在榨好的果汁内加入适量蜂蜜搅拌均匀即可。

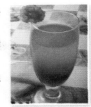

养生功效

　　菠萝味甘、微酸，性微寒，营养丰富，可用于伤暑、身热烦渴、腹中痞闷、消化不良、心情低沉等症。

　　苦瓜性凉，爽口不腻，含有丰富的蛋白质、碳水化合物、粗纤维，特别是维生素 C 含量也很高。具有促进血液循环、消烦去燥、缓解全身酸痛的功效。

　　此款果汁能够消烦除燥，缓解酸痛。

贴心提示

　　清代王孟英的《随息居饮食谱》说："苦瓜清则苦寒；涤热，明目，清心。……熟则色赤，味甘性平，养血滋肝，润脾补肾。"

过敏

甜茶草莓汁 ▶ 　补充战胜过敏的"多酚"

原料

草莓
6 个

甜茶
200 毫升

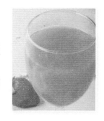

做法

❶将草莓的叶子去掉，洗净后切成小块；

❷将切好的草莓和甜茶一起放入榨汁机榨汁。

养生功效

　　甜茶具有清热解毒、防癌抗癌抗过敏、润肺化痰止咳、减肥降脂降压等众多的保健功能。

　　草莓中所含的多酚能够抑制身体的肥大细胞合成组胺，具有抗过敏的功效，并且对于惊吓引起的过敏反应也有一定的抑制作用。

　　此款果汁适用于过敏体质者。

贴 心 提 示

　　种植草莓的过程中，会经常使用农药。农药、肥料以及病菌等很容易附着在草莓粗糙的表面，如果清洗不干净，很可能引起腹泻，甚至农药中毒。

芦荟苹果汁 ▶ 改善过敏体质

原料

芦荟
6 厘米长

苹果
1 个

饮用水
200 毫升

做法

❶将芦荟、苹果洗净去皮，切成块状；
❷将准备好的芦荟、苹果和饮用水一起放入榨汁机榨汁。

养生功效

芦荟中的黏多糖类物质，有很好的扶正祛邪作用，能提高机体免疫力，增强人体免疫功能。芦荟还有抗衰老、抗过敏、强心、利尿作用，有利于老年人健康。

现今，过敏体质的人越来越多，多半是由于快节奏的生活习惯和密集的办公室环境造成的，尤其是各种电子辐射。因而，做好防辐射的措施也能够改善过敏体质。研究表明，未成熟的苹果，具有防辐射的作用，苹果的成熟需要大量的日照，能有效吸收阳光中的射线。

此款果汁可预防过敏体质。

贴心提示

芦荟味苦性寒，主要适用于实证病型，对于虚证病症就不太合适。

小白菜草莓汁 ▶ 均衡维生素，抗过敏

原料

小白菜
2 棵

草莓
6 颗

饮用水
200 毫升

做法

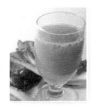

❶ 将小白菜洗净切碎；
❷ 将草莓去蒂洗净，切成块状；
❸ 将切好的小白菜、草莓和饮用水一起放入榨汁机榨汁。

养生功效

　　小白菜是蔬菜中含矿物质和维生素最丰富的菜，富含抗过敏的维生素 A、维生素 B、维生素 C，矿物质钾、硒等，有助于荨麻疹的消退。

　　草莓除可以预防坏血病外，对防治动脉硬化、冠心病也有较好的功效。草莓中含有的多酚具有抗过敏的功效。

贴 心 提 示

　　清洗草莓时可将草莓浸在淘米水及淡盐水（一面盆水中加半调羹盐）中 3 分钟，淘米水有分解农药的作用；淡盐水可以使附着在草莓表面的昆虫及虫卵浮起，便于被水冲掉，且有一定的消毒作用。再用流动的自来水冲净淘米水和淡盐水以及可能残存的有害物。

紫甘蓝猕猴桃汁 ▶ 抗过敏，增强抵抗力

原料

紫甘蓝
2片

猕猴桃
2个

饮用水
200毫升

做法

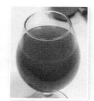

❶将紫甘蓝洗净，切碎；将猕猴桃去皮洗净，切成块状；

❷将切好的紫甘蓝、猕猴桃和饮用水一起放入榨汁机榨汁。

养生功效

　　紫甘蓝含有丰富的硫元素，这种元素的主要作用是杀虫止痒，对于各种皮肤瘙痒、湿疹等疾患具有一定疗效。此外，经常吃紫甘蓝还能够防治过敏症。

　　猕猴桃含有丰富的叶黄素，叶黄素在视网膜上积累能防止斑点恶化。猕猴桃还含有丰富的抗氧化物质，从而能增强机体的免疫能力。

　　此款果汁能够抗过敏，增强抵抗力。

贴心提示

　　腌制后的食物，大多含有较多的亚硝酸盐，与人体中胺类物质生成亚硝胺，是一种容易致癌的物质。因此，吃腌制食品后可适当吃点猕猴桃。

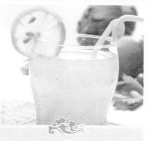

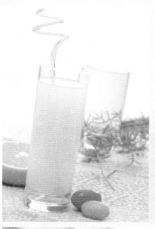

第 6 章

不同人群的
养生蔬果汁

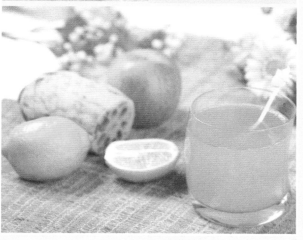

孕产妇

莴苣生姜汁 ▶ 帮助肠胃蠕动，增进食欲

原料

莴苣	生姜	饮用水
4 厘米长	1 片	200 毫升

做法

❶ 将莴苣、生姜去皮洗净，切成块状；
❷ 将切好的莴苣、生姜和饮用水一起
放入榨汁机榨汁。

养生功效

　　莴苣微带苦味，可刺激消化酶的分泌，增进食欲，
还可增强胆汁、胃液的分泌，因此可促进食物的消化。
　　生姜具有清胃、促进肠内蠕动、降低胆固醇、治
疗恶心呕吐、抗病毒感冒等多种功能。
　　此款果汁能够增加食欲，缓解孕吐。

贴心提示

　　莴苣外形应粗短条顺、不弯曲、大小整齐；皮薄、
质脆、水分充足、笋条不蒌萎、不空心、表面无锈色；
不带黄叶、烂叶、不老、不抽薹；整修洁净，基部不
带毛根，上部叶片不超过五六片，全棵不带泥土。

香蕉蜜桃牛奶果汁 ▶　　促进排便

原料

香蕉
1 根

蜜桃
1 个

牛奶
200 毫升

做法

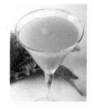

❶剥去香蕉的皮和果肉上的果络，切成块状；

❷将蜜桃洗净去核，切成块状；

❸将香蕉、蜜桃和牛奶一起放入榨汁机榨汁。

养生功效

　　蜜桃有补益气血、养阴生津的作用，可用于大病之后气血亏虚、面黄肌瘦、心悸气短者。桃子含有丰富的维生素和矿物质，其中的含铁量很高，是缺铁性贫血病人的理想辅助食物。孕妇能吃桃子，但不可多吃，因为孕妇在怀孕期间，由于体内激素的变化，体内偏温燥，而桃子也属于温性水果，孕妇吃多了会加重燥热，造成胎动不安，可能会引起流产。

　　此款果汁能够预防便秘，舒缓情绪。

贴心提示

　　水蜜桃皮很薄，果肉丰富，宜于生食，入口滑润不留渣子。刚熟的桃子硬而甜，熟透的桃子软而多汁，吃时宜轻轻拿起，小心地把皮撕下去。

葡萄苹果汁 ▶ 产后调养

原料

葡萄
8颗

苹果
1个

饮用水
200毫升

做法

❶将葡萄洗净去皮去核；将苹果洗净去核，切成块状；

❷将准备好的葡萄、苹果和饮用水一起放入榨汁机榨汁。

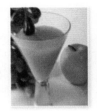

养生功效

　　葡萄不仅是一种水果，也是一种滋补药品，具有补虚健胃的功效。身体虚弱、营养不良的人，多吃些葡萄或葡萄干，有助于恢复健康。葡萄含铁丰富。研究发现，葡萄干的含铁量是新鲜葡萄的15倍，另外葡萄干还含有多种矿物质、维生素和氨基酸，是体虚贫血者的佳品。葡萄干含有类黄酮成分，有抗氧化作用，可清除体内自由基，抗衰老。此款果汁有助于产后调理，增强产妇免疫力。

贴心提示

　　民间用野葡萄根30克煎水服，用于治疗妊娠呕吐和浮肿，有止吐和利尿消肿的功效。还有人用新鲜葡萄根30克煎水喝，用于治疗黄疸型肝炎；可以作为一种辅助治疗方法。

菠萝西瓜皮菠菜汁 ▶ 补气生血

原料

菠萝
2 片

西瓜皮
2 片

菠菜
2 棵

饮用水
200 毫升

做法

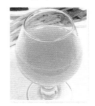

将菠萝洗净，切成块状；将西瓜皮切成块状；将菠菜洗净切碎；
将准备好的菠萝、西瓜皮、菠菜和饮用水一起放入榨汁机榨汁。

养生功效

常吃富含 β-胡萝卜素的蔬果，如菠菜、花椰菜，可以降低罹患白内障的概率。菠菜中的叶酸是近来相当热门的营养素。因为研究发现，缺乏叶酸，会使脑中的血清素减少，而导致精神性疾病，因此含有大量叶酸的菠菜，被认为是快乐食物之一。叶酸对怀孕中的妇女更为重要。因为怀孕期间补充足够的叶酸，可以预防新生儿先天性缺陷的发生。

此款果汁能够补气生血，全面补充维生素。

贴心提示

用手轻轻按压菠萝，坚硬而无弹性的是生菠萝；挺实而微软的是成熟度好的；过陷甚至凹陷者为成熟过度的菠萝；如果有汁液溢出则说明果实已经变质，不可以再食用。

红薯香蕉杏仁汁 ▶ 确保孕妈妈营养均衡

原料

红薯 半个	香蕉 1根	杏仁 适量	牛奶 200毫升

做法

❶将红薯洗净去皮，切成丁；

❷剥去香蕉的皮和果肉上的果络，切成块状；

❸将准备好的红薯、香蕉、杏仁和牛奶一起放入榨汁机榨汁。

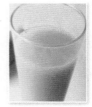

养生功效

红薯营养价值很高，被营养学家们称为营养最均衡的保健食品。

杏仁味苦下气，且富含脂肪油。脂肪油能提高肠内容物对黏膜的润滑作用，故杏仁有润肠通便之功能。苦杏仁中所含的脂肪油可使皮肤角质层软化，润燥护肤，有保护神经末梢血管和组织器官的作用。

此款果汁能够补充孕妈妈所需的营养。

红薯最好在午餐这个黄金时段吃。这是因为我们吃完红薯后，其中所含的钙质需要在人体内经过4～5小时进行吸收，而下午的日光照射正好可以促进钙的吸收。

儿童

樱桃酸奶 ▶　　肤色红润，预防小儿感冒

原料

樱桃
15 颗

酸奶
200 毫升

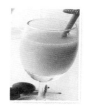

做法

将樱桃洗净去核；

将樱桃果肉和酸奶一起放入榨汁机榨汁。

养生功效

樱桃的含铁量特别高，维生素A含量也很高，常食樱桃可促进血红蛋白再生，既可防治缺铁性贫血，又可健脑益智、增强体质。樱桃中还可抗病毒、抗病菌。

酸奶含有多种酶，促进消化吸收，同时维护肠道菌群生态平衡，形成生物屏障，抑制有害菌对肠道的入侵。酸奶还有预防感冒的功效。

此款果汁适于补养气血，预防小儿感冒。

贴心提示

此款果汁不宜加热饮用。因为酸奶一经加热，所含的大量活性乳酸菌便会被杀死，其营养功效便会大大降低。

红薯苹果牛奶 ▶ 增强免疫力，促进骨骼生长

原料

红薯
半个

苹果
半个

牛奶
200 毫升

做法

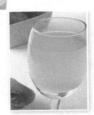

❶ 将红薯洗净，去皮后切成小块；
❷ 将苹果洗净，去皮后切成小块；
❸ 将切好的红薯、苹果和牛奶一起放入榨汁机榨汁。

养生功效

　　孩子多吃一些苹果，可从中摄取身体生长发育必需的锌，既可预防锌缺乏，也可矫治因缺锌引起的病症，即使成年人也同样需要补锌。治疗锌缺乏症方面，苹果汁的功效，甚至优于含锌量高的牡蛎。

　　红薯能补脾益气、润肠通便、生津止渴。红薯含有大量膳食纤维，在肠道内无法被消化吸收，能刺激肠道，增强蠕动，通便排毒。

　　此款果汁能够开胃助消化。

贴心提示

　　红薯的选购与食用原则：优先挑选纺锤形状的红薯，表面看起来要光滑，闻起来没有霉味，发霉的红薯含酮毒素，不可食用；此外，不要买表皮呈黑色或褐色斑点的红薯。

菠萝苹果汁 ▶　　开胃助消化

原料

菠萝　　　苹果　　　饮用水
4 片　　　1 个　　　200 毫升

做法

① 将菠萝片切成丁；将苹果洗净切成块状；

② 将切好的菠萝、苹果、饮用水一起放入榨汁机榨汁。

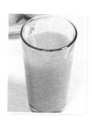

养生功效

　　苹果内富含锌，锌是人体中许多重要酶的组成成分，是促进生长发育的重要元素，尤其是构成与记忆力息息相关的核酸及蛋白质不可缺少的元素，常常吃苹果可以增强记忆力，具有健脑益智的功效。

　　婴儿常吃苹果，可预防佝偻病。小宝宝容易出现缺铁性贫血，而铁质必须在酸性条件下和在维生素 C 存在的情况下才能被吸收，所以吃苹果对婴儿的缺铁性贫血有较好的防治作用。

　　此款果汁适于消化不良，胃口不佳者。

贴心提示

　　菠萝切开后，香气馥郁，果目浅而小，内部呈淡黄色，果肉厚而果芯细小的菠萝为优质品。

百合山药汁 ▶ 固肾利水，防治小儿盗汗

原料

山药
8厘米长

百合
适量

饮用水
200毫升

做法

①将山药洗净去皮，切成块状；
②将切好的山药和百合、饮用水一起放入榨汁机榨汁。

养生功效

　　山药质地细腻，味道香甜，不过，山药皮中所含的皂角素或黏液里含的植物碱，容易导致皮肤过敏，所以最好用削皮的方式，并且削完山药的手不要乱碰，马上多洗几遍手，要不就会抓哪儿哪儿痒；处理山药时应避免直接接触。山药切片后需立即浸泡在盐水中，以防止氧化发黑；新鲜山药切开时会有黏液，极易滑刀伤手，可以先用清水加少许醋洗，这样可减少黏液。

　　百合入心经，性微寒，能清心除烦，宁心安神，用于热病后余热未消、神思恍惚、失眠多梦、心情抑郁、喜悲伤欲哭等病症。百合鲜品含黏液质，具有润燥清热作用，中医用之治疗肺燥或肺热咳嗽等症常能奏效。

　　此款果汁能够滋肾益精，预防小儿盗汗。

红枣苹果汁 ▶ 补中益气，促进智力发育

原料

红枣
15 颗

苹果
1 个

饮用水
200 毫升

做法

① 将红枣洗净放入锅中，用微火炖熟至烂透；

② 将苹果洗净去核，切成块状；

③ 将准备好的红枣、苹果和饮用水一起放入榨汁机榨汁。

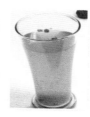

养生功效

枣中富含钙和铁，正在生长发育高峰的青少年容易发生贫血、缺钙，大枣有理想的食疗作用。

苹果中的粗纤维可使宝宝大便松软，排泄便利。同时，有机酸可刺激肠壁，增加蠕动，起到通便的效果。1 岁半以上的宝宝可将肉、苹果、骨头一起炖着吃。既可补充优质蛋白质，同时也可补充钙、磷等矿物质和维生素，增强免疫力，益智健脑。

此款果汁能够促进小儿发育，补充营养。

贴心提示

常食大枣可治疗身体虚弱、神经衰弱、脾胃不和、消化不良、劳伤咳嗽、贫血消瘦，养肝防癌功能尤为突出。

学生

苹果胡萝卜菠菜汁 ▶　保护眼睛

原料

苹果
半个

胡萝卜
半根

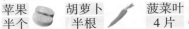

菠菜叶
4片

做法

❶将苹果、胡萝卜洗净后切成丁；将菠菜叶洗净，可用热水焯一下；

❷将切好的苹果、胡萝卜、菠菜叶一起放入榨汁机榨汁。

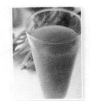

养生功效

　　菠菜可保护视力，主要是因为其所含的一种类胡萝卜素的物质，这种物质可以防止太阳光所引起的视网膜损害。尤其是所含胡萝卜素在人体内会转化成维生素A，有助于维持正常视力和上皮细胞的健康。加之菠菜中的蛋白质、核黄素及铁、磷等无机盐含量也较许多蔬菜高，这些成分对眼睛有益。人体的生长发育、充沛精力是依靠日常饮食中蛋白质的摄入，而气血神采则是取决于维生素的摄取，如维生素A、维生素B、维生素C，菠菜是补充这些维生素的绝佳来源。

　　胡萝卜含有大量胡萝卜素，有明目补肝的作用。

　　此款果汁可有效保护眼睛。

白菜心胡萝卜荠菜汁 明目养生

原料

胡萝卜
半根

荠菜
1 棵

白菜心
适量

饮用水
100 毫升

做法

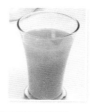

① 将胡萝卜洗净后切成丁；将荠菜、白菜心洗净后切小；

② 将胡萝卜、荠菜、白菜心、饮用水一起放入榨汁机榨汁。

养生功效

荠菜具有和脾、利水、止血、明目的功效。

胡萝卜中丰富的胡萝卜素，被吸收利用后转变成维生素A，维生素A和蛋白质可结合成视紫红质，此物是眼睛视网膜的杆状细胞感弱光的重要物质。同时，维生素A还可使上皮细胞分泌黏液，防止发生眼干燥症。

此款果汁能够护目养颜，增强抵抗力。

贴心提示

食用胡萝卜要重视烹饪方法，比如素炒胡萝卜丝，胡萝卜片配山药片炒肉，牛肉炖胡萝卜土豆等方法，都能使 β - 胡萝卜素被人体吸收，而生食只能增加消化系统的负担，即使是"小人参"也只能"穿肠过"了。用胡萝卜榨汁时也可以先将胡萝卜在热水中煮熟。

葡萄果醋汁 ▶ 缓解紧张神经

原料

葡萄
8颗

葡萄果醋
20毫升

饮用水
200毫升

做法

❶ 将葡萄洗净，去皮去子；
❷ 将葡萄的果肉、葡萄果醋和饮用水
一起放入榨汁机榨汁。

养生功效

　　研究证实，葡萄对改善失眠有很好的作用。其原因在于，葡萄中含有能辅助睡眠的物质——褪黑素。褪黑素是大脑中松果腺分泌的一种物质，其与睡眠之间有着密切的关系，晚上是褪黑素分泌旺盛的时期，预示着即将要睡眠了，早晨是褪黑素分泌最少的时候，也就是该睡醒的时间了。所以，它可以帮助调节睡眠周期，使不正常的睡眠情况得到改善。饮用葡萄汁还有助于提高短期记忆和非语言类的三维空间记忆；紫葡萄汁还有助于保护脑功能，减缓或者逆转记忆力减退。葡萄所含的香味能够缓解压抑感。

　　此款果汁具有开胃助消化、放松身心的功效。

贴心提示

　　葡萄含糖量高，多吃易引起内热、导致腹泻、烦闷等副作用，同时也容易引起蛀牙及肥胖。

草莓菠萝汁 ▶ 改善记忆力

原料

草莓　　　菠萝　　　饮用水
6 颗　　　2 片　　　200 毫升

做法

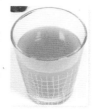

❶将草莓去蒂洗净，切成块状；将菠萝洗净切成块状；

❷将切好的草莓、菠萝和饮用水一起放入榨汁机榨汁。

养生功效

　　美国科学家发现，草莓等蔬菜水果中含有一种名叫非瑟酮的天然类黄酮物质，它能够刺激大脑信号通路，从而提高长期记忆力。

　　菠萝含有大量的果糖，葡萄糖，维生素 A、维生素 B、维生素 C，磷，柠檬酸和蛋白酶等物。味甘性温，能够消食止泻、解暑止渴。菠萝所含的 B 族维生素能防止皮肤干裂，润泽头发。此外，菠萝的香味和酸酸甜甜的味道还可以消除身体的紧张感和增强身体的免疫力。

　　此款果汁能够促进智力发育，改善记忆力。

贴心提示

　　癌症患者，尤其是鼻咽癌、肺癌、扁桃体癌、喉癌者宜食草莓。

老年人

圆白菜胡萝卜汁 ▶ 　预防痛风

原料

圆白菜
2 片

胡萝卜
半根

苹果
1 个

饮用水
200 毫升

做法

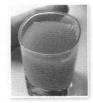

①将圆白菜、胡萝卜洗净切碎；将苹果洗净去核，切成块状；
②将圆白菜、胡萝卜、苹果和饮用水一起榨汁。

养生功效

　　圆白菜中含有大量人体必需营养素，这些营养素都具有提高人体免疫功能的作用。

　　胡萝卜含有大量胡萝卜素，可以增强肠胃蠕动。胡萝卜素在机体内转变为维生素 A 能够增强机体的免疫功能，这一点，对于老年人来说尤为合适。

　　此款果汁能够预防痛风。

贴心提示

　　圆白菜能抑制癌细胞，通常秋天种植的圆白菜抑癌功能非常好，因此秋冬时期的圆白菜可以多吃。

丝瓜苹果汁 ▶ 预防老年性疾病

原料

丝瓜 苹果 饮用水
半根 1 个 200 毫升

做法

将丝瓜洗净去皮，切成丁，在沸水
中焯一下；

将苹果洗净去核，切成块状；

将准备好的丝瓜、苹果和饮用水一
起放入榨汁机榨汁。

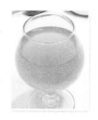

养生功效

丝瓜中含防止皮肤老化的 B 族维生素，增白皮肤
的维生素 C 等成分，能保护皮肤、消除老年斑，故
丝瓜汁有"美人水"之称。丝瓜中维生素 C 含量较高，
可用于抗坏血病及预防各种维生素 C 缺乏症。

苹果不但能促进胆固醇代谢，有效清除体内的坏
胆固醇，更可促进脂肪排出体外。苹果对于治疗中老
年人心血管疾病很有帮助。

此款果汁能够对抗高血压，保护肾脏健康。

贴心提示

丝瓜易发黑是因为被氧化。减少发黑要快切快
炒，也可以在削皮后用水泡一下，用盐水过一过，
或者是用开水焯一下。

香蕉番茄牛奶汁 ▶ 　补充能量

▼ 原料

香蕉 　番茄　　　牛奶
1 根　　　1 个　　　200 毫升

做法

❶剥去香蕉的皮和果肉上的果络，切成块状；

❷将番茄洗净，在沸水中浸泡 10 秒；去掉番茄的表皮，切成块状；

❸将准备好的香蕉、番茄和牛奶一起放入榨汁机榨汁。

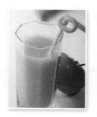

养生功效

　　老人吃香蕉能维持体内钾钠平衡和酸碱平衡，使神经肌肉保持正常，心肌收缩协调。香蕉能缓解老人胃酸对胃黏膜的刺激，是胃病患者理想的食疗佳果。

　　番茄红素含量最高的是番茄。番茄红素必须在加热或有油脂的情况下才能被人体吸收。因为加热后，番茄的细胞壁破碎，番茄红素能得到充分释放。

　　此款果汁能够预防心血管疾病。

贴 心 提 示

　　呕吐后可喝些番茄汁，因为番茄汁中丰富的钾、钙、钠成分刚好补充了体内钾、钙、钠等元素的流失。

草莓苹果汁▶　适宜饭后饮用，帮助消化

原料

草莓　　　苹果　　　饮用水
8 颗　　　1 个　　　200 毫升

做法

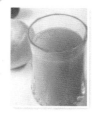

❶ 将草莓去蒂，洗净，切成块状；

❷ 将苹果洗净去核，切成块状；

❸ 将准备好的草莓、苹果和饮用水一起放入榨汁机榨汁。

养生功效

　　草莓对胃肠道有一定的调理滋补作用。草莓除了可以预防坏血病外，对防治动脉硬化、心脏病也有较好的功效。

　　苹果含有大量的维生素、矿物质和丰富的膳食纤维，除了具有补心益气、益胃健脾等功效之外，其止泻效果还是十分显著的。有些老年人由于平时摄入的钠过量而导致高血压的发生。苹果含有较多的细纤维素及维生素 C，通过它们来刺激消化系统蠕动，使肠道中积存的致癌物质尽快排出体外。

　　此款果汁能够帮助肠胃消化食物。

贴 心 提 示

　　吃苹果前要刷牙，刷牙会给食物和牙齿之间加上一道屏障。吃完苹果后要及时漱口。

上班族

胡萝卜菠萝汁▶ 提高免疫力

原料

胡萝卜 半根	菠萝 2片	饮用水 200毫升

做法

❶将胡萝卜去皮洗净切成块状；

❷将菠萝洗净切成块状；

❸将切好的胡萝卜、菠萝和饮用水一起放入榨汁机榨汁。

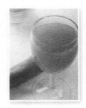

养生功效

　　胡萝卜富有营养，有补益作用；能防止维生素A、维生素B缺乏引起的疾病；挥发油、咖啡酸对羟基苯甲酸等有一定杀菌作用。

　　女性在月经来临之前可连续饮用菠萝汁，不仅能够缓解紧张情绪，还能够增强人体免疫力。

　　此款果汁能够提高免疫力。

贴心提示

　　喜欢吃胡萝卜也要注意节制，过量食用会导致维生素A中毒，出现恶心、呕吐、头痛、头晕等症状。

芦荟香瓜橘子汁 对抗辐射，提高免疫力

原料

芦荟
6 厘米长

香瓜
2 片

橘子
半个

饮用水
200 毫升

做法

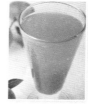

① 将芦荟洗净，切成丁；将香瓜去皮去瓤，洗净切成块状；将橘子去皮去子，洗净切成块状；

② 将准备好的芦荟、香瓜、橘子和饮用水一起放入榨汁机榨汁。

养生功效

芦荟中的黏液是防止细胞老化和治疗慢性过敏的重要成分。芦荟能够促进血液循环、对抗电磁辐射、保护细胞、提高免疫力、解酒护肝。

香瓜可以缓解疲劳，因此可以帮助治疗失眠。

橘子能够减少体内的坏胆固醇，防止高血脂。鲜橘子汁中含有很强的抗癌物质，它能使致癌化学物质分解，抵制和阻断癌细胞的生长，阻止致癌物质对细胞核的损伤，从而保护基因的完好。橘子对于现代人的各种辐射亦有好的疗效。

此款果汁能够对抗电脑辐射，消除疲劳。

贴 心 提 示

脾胃虚寒、腹胀者忌食。

洋葱苹果汁 ▶ 安神养心，提高睡眠质量

原料

洋葱
半个

苹果
1个

饮用水
200毫升

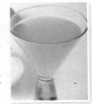

做法

❶剥掉洋葱的表皮，切成块状，再用微波炉加热30秒，使其变软；将苹果去皮，切成小块；

❷将洋葱、苹果放入榨汁机，加入饮用水后榨汁即可。

养生功效

　　洋葱含碳水化合物、蛋白质及各种无机盐、维生素等营养成分，对机体代谢起一定作用，能较好地调节神经，增强记忆力。洋葱的挥发成分也有刺激食欲、帮助消化的作用。对于经常在外用餐的上班族来说再合适不过。

　　此款果汁具有安神养心、改善睡眠质量的功效。

贴心提示

　　如果把苹果作为煲汤材料，加热后又能起到收敛、止泻的作用。因为鞣酸和加热后的果胶具有收敛作用，能使大便内水分减少，从而达到止泻目的。

苹果葡萄柚汁 ▶ 降肝火，舒缓情绪

原料

苹果
1 个

柚子
2 片

饮用水
200 毫升

做法

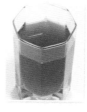

❶将苹果洗净去核，切成块状；
❷将柚子去皮，切成块状；
❸将准备好的苹果、柚子和饮用水一起放入榨汁机榨汁。

养生功效

苹果是低热量食物，是减肥的理想食物，苹果酸可使人体内的脂肪分解，防止体态过胖，并使皮肤润滑柔嫩。

葡萄柚不但有浓郁的香味，更可以净化繁杂思绪，也可以提神醒脑。至于葡萄柚所含的高量维生素 C，不仅可以维持红细胞的浓度，使身体有抵抗力，而且也可以助人缓解压力。

此款果汁能够平稳情绪，降低肝火。

贴心提示

老年病人，服药时不要吃柚子或喝柚子汁。因为柚子与抗过敏药特非那定的相互作用会引起室性心律失常，甚至致命性的心室纤维颤动。饮用一杯柚子汁，与药物产生作用的可能性会维持 24 小时。

菠萝柠檬汁 ▶ 改善易怒和焦躁情绪

原料

菠萝
2 片

柠檬
2 片

饮用水
200 毫升

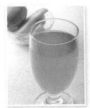

做法

① 将菠萝、柠檬洗净，切成块状；
② 将准备好的菠萝、柠檬和饮用水一起放入榨汁机榨汁。

养生功效

现代人的压力多由精神紧张、情绪不良所致，因此中医要求减少欲望，保持心平气和。在如何缓解压力方面，中医认为，情绪抒发有度，当喜则喜，当怒则怒，及时而不太过是养生之道。菠萝含有丰富的维生素B、维生素C，能够消除疲劳，释放压力。

鲜美清凉的果汁要数柠檬汁了，直接用鲜果压榨出汁，再配以糖、冰块、冰水，搅拌后即可饮用。那淡淡的酸甜，幽幽的清香直沁人心脾，使人心神清爽，唇齿留香，忘却一切烦恼。

此款果汁能够改善不良情绪。

贴心提示

患有溃疡病、肾脏病、凝血功能障碍的人应禁食菠萝。过敏体质者最好不要吃菠萝，因为他们食用菠萝后可能会发生过敏反应。

甘蔗汁 ▶   改善神经衰弱

原料

甘蔗
30 厘米长

做法

1. 将甘蔗去皮洗净，切成块状；
2. 将切好的甘蔗放入榨汁机榨汁。

养生功效

    甘蔗含有人体所需的营养物质，如蛋白质、脂肪、钙、磷、铁。甘蔗有滋补清热的作用，作为清凉的补剂，对于低血糖、大便干结、小便不利、反胃呕吐、虚热咳嗽和高热烦渴等病症有一定的疗效，劳累过度或饥饿头晕的人，只要吃上两节甘蔗就会使精神重新振作起来。

    此款果汁能够舒缓情绪，预防神经衰弱。

贴心提示

    吃甘蔗必须注意：若保管欠妥易于霉变。那种表面带"死色"的甘蔗，切开甘蔗，其断面呈黄色或猪肝色，闻之有霉味，咬一口带酸味、酒糟味的甘蔗误食后容易引起霉菌中毒，导致视神经或中枢神经系统受到损害，严重者还会使人双目失明，患全身痉挛性瘫痪等难以治愈疾病。

橘子芒果汁 ▶　　改善情绪低落

原料

橘子
1个

芒果
1个

饮用水
200毫升

做法

①将橘子去皮，分开；将芒果去皮去核，并把果肉切成块状；
②将准备好的橘子、芒果和饮用水一起放入榨汁机榨汁。

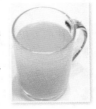

养生功效

　　橘子具有疏肝理气、消肿散毒之功效，为治胁痛、乳痛的要药。

　　橘子和芒果所含的芳香味道能够使人的心情变得美好，有利于改善郁闷、愁苦情绪，是办公室解压的好食品。橘子和芒果均是橙黄色食物，据研究，橙黄色食物有利于增加胃口，提高神经兴奋感。

　　此款果汁能够使人走出情绪低谷。

贴心提示

　　橘子的保存法：找点儿小苏打，用水溶解了，用苏打水把橘子一个个洗一遍，再将橘子自然晾干，使苏打水在橘子外形成保护膜，然后，把它们放到塑料袋里，最后，把袋子封口，一定要封紧，千万不要让空气进入袋子。

莴苣芹菜汁 ▶　　对抗失眠

原料

莴苣
6 厘米长

芹菜
1 根

饮用水
200 毫升

做法

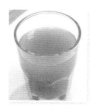

❶ 将莴苣洗净去皮，切成块状；

❷ 将芹菜洗净切成块状；

❸ 将准备好的莴苣、芹菜和饮用水一起放入榨汁机榨汁。

养生功效

　　中医认为，莴苣味苦、性寒，有益五脏、通经脉、健筋骨、白牙齿、开胸膈、利小便等功效，可治疗高血压、慢性肾炎、产后乳汁不通等症。

　　莴苣中含钾丰富而钠含量低，适于高血压、心脏病等患者食用，有助于降低血压。另外，对肾炎水肿病人亦有好处。莴苣叶中含较多的菊糖类物质，有镇静、安眠的功效。肝火过旺，皮肤粗糙及经常失眠、头疼的人可适当多吃些芹菜以利于缓解症状。

　　此款果汁对于各种原因引起的失眠有帮助。

贴心提示

　　块根芹具有可食用的粗根，生食或烹调做菜，对小便热涩不利妇女月经不调、赤白带下、瘰疬、疟腮等病症有利。

开车族

番茄甜椒汁 ▶ 缓解眼睛疲劳

原料

番茄
1 个

甜椒
半个

饮用水
200 毫升

做法

❶将番茄洗净，在沸水中浸泡 10 秒；

❷将番茄去皮，切成块状；将甜椒洗净去子，切成块状；

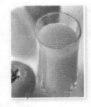

❸将切好的番茄、甜椒和饮用水一起放入榨汁机榨汁。

养生功效

番茄所含维生素 A、维生素 C，可预防白内障，还对夜盲症有一定防治效果；番茄红素具有抑制脂质过氧化的作用，能防止自由基的破坏，抑制视网膜黄斑变性，维护视力。

此款果汁能够缓解眼睛疲劳，舒缓心情。

贴心提示

黄瓜含有一种维生素 C 分解酶，会破坏其他蔬菜中的维生素 C。

西瓜葡萄汁 ▶ 预防痔疮

原料

西瓜　葡萄　蜂蜜
两片　8 颗　适量

做法

将西瓜去子，切成块状；

将葡萄去皮去子，取出果肉；

将西瓜和葡萄一起放入榨汁机榨汁；

在榨好的果汁内加入适量蜂蜜搅拌
均匀即可。

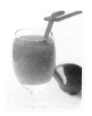

养生功效

　　西瓜有生津、除烦、止渴，解暑热，清肺胃，利
小便，助消化，促进代谢的功能，是一种可以滋补身
体的水果，适宜于高血压、肝炎、肾炎、肾盂肾炎、
水肿以及中暑发热、汗多口渴之人食用。

　　葡萄能够增强血管壁中的胶原纤维，使血管强韧，
富有弹性，让血管更健康，有助于静脉循环不良的改
善，如静脉曲张的改善。

　　此款果汁能够促进血液循环，降低痔疮的发生率。

贴 心 提 示

　　李时珍《本草纲目》云：西瓜、甜瓜，皆属生
冷，世俗以为醍醐灌顶，甘露洒心，取其一时之快，
不知其伤脾助湿之害也。

菠菜汁 ▶ 保护眼球晶状体

原料

菠菜叶
4 片

蜂蜜水
200 毫升

柠檬水
适量

做法

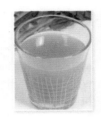

① 将菠菜放在开水中焯一下；

② 把焯过的菠菜切成段；

③ 将菠菜、蜂蜜水一起放入榨汁机榨汁；

③ 将榨好的果汁里放入适量柠檬汁。

养生功效

　　人体内的叶黄素集中分布在视网膜。如果缺乏叶黄素，罹患眼病的概率就会增加。菠菜中含有丰富的叶黄素，因而，多吃菠菜可以预防眼部疾病。同时，菠菜里所含的维生素 C、维生素 E 和胡萝卜素具有抗氧化作用，能维持体内正常的蛋白质含量。在预防白内障等疾病中，叶黄素发挥了巨大作用。

　　柠檬中的维生素 C 能维持人体各种组织和细胞间质的生成，并保持它们正常的生理机能。

　　此款果汁有抗氧化，保护眼睛的功效。

贴心提示

　　菠菜性凉，具有滑肠作用，脾胃虚寒、腹泻者忌食。另外，菠菜中含有的草酸，易使人产生泌尿道结石。

蓝莓果汁 ▶ 保护眼睛健康

原料

蓝莓 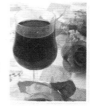 饮用水
15 颗 适量

做法

❶ 将蓝莓用盐水泡 10 分钟，洗净；
❷ 把剥好的蓝莓和饮用水一起放入榨汁机榨汁。

养生功效

蓝莓含有大量生理活性物质，被称为果蔬中"第一号抗氧化剂"，能保护细胞，避免受过氧化物的破坏。医学临床报告显示，蓝莓中的花青素可促进视网膜细胞中视紫质的再生成，可预防重度近视及视网膜剥离，并可增进视力。蓝莓中还含有一种叫原花色素的花青甙，对感染类的疾病有很好的治疗效果。经常食用蓝莓制品，可明显地增强视力，消除眼睛疲劳；延缓脑神经衰老。

此款果汁对于预防眼部疾病有很好的效果。

贴 心 提 示

蓝莓表面有一层白霜，这层白霜不仅有营养，而且是判断蓝莓新鲜度的一个标志，白霜越完整说明越新鲜。一般常温下蓝莓可以保存 3 ～ 4 天，放进冰箱可以保存 7 ～ 10 天。

夏日南瓜汁▶ 保护黏膜、视网膜

原料

南瓜
2块

饮用水
适量

做法

①将南瓜用热水焯一下并切成块状；
②将南瓜和饮用水一起放入榨汁机榨
汁即可。

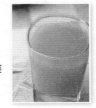

养生功效

南瓜所含的果胶可以保护胃肠道黏膜，免受粗糙
食品对胃部的刺激，加速溃疡的愈合。南瓜所含成分
可以促进胆汁分泌，帮助食物消化，确保营养的全面
吸收。南瓜中的胡萝卜素和维生素E除了有防止衰老
和抗癌的作用，还能保护皮肤、黏膜和视网膜的作用。
南瓜中含有丰富的糖，是一种非特异性免疫增强剂，
能提高机体免疫功能，促进细胞因子生成，通过活化
补体等途径对免疫系统发挥多方面的调节功能。南瓜
中丰富的类胡萝卜素在机体内可转化成具有重要生理
功能的维生素A，从而促进骨骼的发育。

此款果汁能够保护胃黏膜和视网膜。

贴心提示

胡萝卜素摄入太多，全身会变黄；胡萝卜素摄
入太少，会影响视力。

烟瘾一族

猕猴桃芹菜汁 ▶ 净化口腔空气

原料

猕猴桃 　　芹菜 　　饮用水
2 个　　　　半根　　　　200 毫升

做法

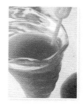

1. 将猕猴桃去皮洗净，切成块状；
2. 将芹菜洗净切成块状；
3. 将切好的猕猴桃、芹菜和饮用水一起放入榨汁机榨汁。

养生功效

　　猕猴桃含有丰富的维生素C，能够增强免疫系统，促进机体对铁质的吸收，加速身体伤口复合；猕猴桃所富含的肌醇及氨基酸，能够对抗抑郁症；猕猴桃能够净化口腔空气。

　　此款果汁能够消肿利尿，净化口腔空气。

贴心提示

　　猕猴桃一定要放熟才能食用。不成熟的猕猴桃果实酸涩，感觉刺口，其中含有大量蛋白酶，会分解舌头和口腔黏膜的蛋白质，引起不适感。

猕猴桃葡萄汁 ▶ 坚固牙齿，清热利尿

原料

| 猕猴桃
2个 | 葡萄
6颗 | 饮用水
200毫升 |

做法

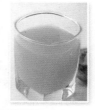

①将猕猴桃去皮洗净，切成块状；
②将葡萄洗净去皮去子，取出果肉；
③将准备好的猕猴桃、葡萄和饮用水
一起放入榨汁机榨汁。

养生功效

猕猴桃的维生素C含量丰富，具有很强的抗氧化作用，能够有效抵御牙菌斑的生成。猕猴桃所含的维生素和微量元素有健齿作用。

葡萄果可补益和兴奋大脑神经，对治疗神经衰弱和消除过度疲劳有一定效果。葡萄中含有天然的聚合苯酚，能与病毒或细菌中的蛋白质化合，使之失去传染疾病的能力。

此款果汁能够促进血液循环，清热利尿。

贴心提示

挑葡萄时，首先看外观形态，大小均匀、枝梗新鲜牢固、颗粒饱满、最好表面有层白霜的品质比较好；其次要尝尝口味，看一串葡萄是否甜，要先尝最下面的几颗，如果甜就代表整串葡萄都是好的。

百合圆白菜蜜饮 ▶ 增强肺部功能

原料

圆白菜
2 片

百合
适量

蜂蜜
适量

饮用水
200 毫升

做法

❶ 将圆白菜洗净切碎;
❷ 将准备好的圆白菜、百合和饮用水
一起放入榨汁机榨汁。

养生功效

　　百合除含有维生素 B_1、维生素 B_2、淀粉、蛋白质、脂肪及钙、磷、铁等营养素外,还含有一些特殊的营养成分,对白细胞减少症有预防作用。

　　百合有润肺止咳、清心安神功效,特别适合养肺、养胃的人食用,比如慢性咳嗽、肺结核、口舌生疮、口干、口臭的患者,一些心悸患者也可以适量食用。

　　百合中含有多种营养物质,这些物质能促进机体营养代谢,使机体抗疲劳、耐缺氧能力增强,同时能清除体内的有害物质,延缓衰老。

　　此款果汁能够增强肺部功能,延缓衰老。

贴心提示

　　百合适用于轻度失眠人群,如不见效,可适当使用安定控制,但不可长期服用,长期服用安定对身体有较大伤害,产生药物依赖性。

猕猴桃椰奶汁 净化口腔空气

原料

猕猴桃
4个

柠檬
2片

椰奶
200毫升

做法

①将猕猴桃去皮洗净，切成块状；
②将柠檬洗净，切成块状；
③将准备好的猕猴桃、柠檬、椰奶一起放入榨汁机榨汁。

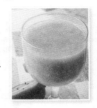

养生功效

缺乏维生素C的人牙龈变得脆弱，常常出血、肿胀，甚至引起牙齿松动。猕猴桃的维生素C含量是所有水果中最丰富的，因而也是最有益于牙龈健康的水果。长期吸烟的肺部积聚大量毒素，功能受损，猕猴桃中所含有效成分能提高细胞新陈代谢率，帮助肺部细胞排毒。另外，猕猴桃还具有祛痰作用，并能缓解因吸烟引起的呼吸道发炎、痒痛等不适症状。

椰奶对于口腔杀菌有明显作用。

此款果汁能够净化口腔空气，促进机体新陈代谢。

贴心提示

猕猴桃最佳吃法：可去皮后直接食用；也可在猕猴桃汁中加适量水、白糖和香蕉丁、苹果丁一起煮沸后，用水调淀粉勾芡食用。

苦瓜胡萝卜汁 ▶ 充沛精力，预防肺癌

原料

苦瓜
4 厘米长

胡萝卜
1 根

蜂蜜
适量

饮用水
200 毫升

做法

① 将苦瓜洗净去瓤，切成丁；
② 将胡萝卜洗净去皮，切成块状；
③ 将准备好的苦瓜、胡萝卜和饮用水一起放入榨汁机榨汁；
④ 在榨好的果汁内加入适量蜂蜜搅拌均匀即可。

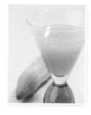

养生功效

胡萝卜含有丰富的 β－胡萝卜素，血液中 β－胡萝卜素水平较高的人肺功能会更好。β－胡萝卜素和维生素 E 还可以为吸烟者的肺部提供一些保护。胡萝卜所含的 β－胡萝卜素可能还可以对抗导致衰老的自由基，从而保护吸烟者的肺功能。

此款果汁能够预防癌症，充沛精力。

贴心提示

如果不是心火亢盛的病人，或者糖尿病患者已经发展到阳气不足的阶段，或者平日消化功能不好，属于中医脾胃虚弱症候的患者，就不宜多食苦瓜。

经常喝酒一族

芝麻香蕉奶汁 ▶ 减轻肝脏负荷

原料

香蕉 1根　　芝麻 2勺　　牛奶 200毫升

做法

❶剥开掉香蕉皮和果肉上的香蕉络，切成块状；

❷将牛奶和切好的香蕉一起放入榨汁机；

❸将芝麻放进榨汁机；搅拌后榨汁即可。

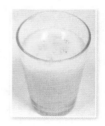

养生功效

芝麻中是营养价值非常高的食品，其所含有的木酚素类物质具有抗氧化作用，可以消除肝脏中的活性氧，减轻肝脏的负荷，消除宿醉。

此果汁能够减轻肝脏负荷。

贴心提示

芝麻最好选择芝麻粉或者炒熟的芝麻。在果汁中加入一勺大豆粉，味道会更好。

姜黄果汁 ▶

清神抗氧化，解酒

原料

柠檬水
200 毫升

姜黄粉
1 勺

做法

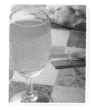

❶将 200 毫升的柠檬水放入榨汁机中；
❷利用榨汁机的干磨功能将姜黄磨成粉；
❸用榨汁机进行搅拌。

养生功效

姜黄可起到破血行气、通经止痛的作用。中医用其治疗胸胁刺痛，闭经，症瘕，风湿肩臂疼痛，跌扑肿痛等病症。姜黄能降低肝重，减少肝中甘油三酯、游离脂肪酸、磷脂含量及血清总甘油三酯的含量，也能提高血清总胆固醇和胆固醇含量。同时具有降低血脂、抗肿瘤、消炎、利胆等作用。柠檬富含维生素 C，其芳香浓郁，令人心情清爽。

此果汁具有解酒抗氧化功效，适合宿醉人群。

贴 心 提 示

喝柠檬水也要适量，每天不宜超过 1000 毫升。此外，由于柠檬 pH 值低达 2.5，因此胃酸过多者和胃溃疡者不宜饮用柠檬水。

菠萝圆白菜汁 ▶ 改善宿醉后头痛

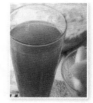

原料

菠萝		圆白菜		饮用水
4 片		2 片		200 毫升

做法

1. 将菠萝洗净，切成块状；
2. 将圆白菜洗净切碎；
3. 将切好的菠萝、圆白菜和饮用水一起放入榨汁机榨汁。

养生功效

菠萝富含蛋白质、碳水化合物、维生素、蛋白质分解酵素等营养成分，尤以维生素 C 含量最高。

圆白菜性平味甘，能够补骨髓、益心力、润脏腑、利脏器、壮筋骨、清热止痛。对于改善睡眠不佳、多梦易睡、耳目不聪、关节屈伸不利、胃脘疼痛等病症有利。圆白菜中有很强的杀菌消炎作用，对于胃痛、牙痛、咽喉肿痛之类都有疗效。

此款果汁能够缓解饮酒过多引起的头痛。

贴心提示

圆白菜有一种叫做异硫氰酸酯的化学物质，它属于含硫化合物，大蒜、芥末的特有刺激气味都出自这种化合物，防癌、防治心脏病的功能也都与这种香味成分有关。

咖啡成瘾一族

香蕉蓝莓橙子汁 ▶   恢复活力

原料

| 香蕉
1 根 | 蓝莓
10 颗 | 橙子
1 个 | 饮用水
200 毫升 |

做法

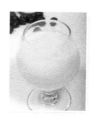

❶ 剥去香蕉的皮和果肉上的果络，切成块状；将蓝莓洗净；剥去橙子的皮，分开；

❷ 将准备好的香蕉、蓝莓、橙子和饮用水一起放入榨汁机榨汁。

养生功效

    经常饮用咖啡会增加体内胆固醇的含量，香蕉的果柄具有降低胆固醇的作用。血清胆固醇过高者，可用香蕉果柄 50 克，洗净切片，用开水冲饮，连续饮用 10 ~ 20 天，即可降低胆固醇。

    蓝莓能增强人体免疫力、助眠、激活人体细胞、促进微循环、延缓衰老、防止心脑血管发生病变。也能有效抗氧化，从而可以达到美容养颜之功效。蓝莓可祛风除湿、强筋骨、滋阴补肾，提高人体活力。

    此款果汁能够降低胆固醇，提高人体活性。

草莓酸奶果汁 ▶ 调理气色，保护肠胃

原料

草莓
10 颗

酸奶
200 毫升

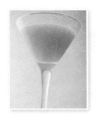

做法

①将草莓洗净去蒂，切成块状；
②将切好的草莓和酸奶一起放入榨汁机榨汁。

养生功效

　　咖啡中含有的咖啡因对大脑的生长发育和脑细胞健康有不利影响。草莓中富含的维生素C能消除细胞间的松弛与紧张状态，使脑细胞结构坚固，对大脑和智力发育有重要影响。因而，经常食用草莓可以改善咖啡成瘾族的精神状态，还能够抵御大脑过早衰老。

　　如果饮用咖啡过量，则会影响消化系统的健康。酸奶所含的乳酸菌能够对抗咖啡中的有害因子，并能起到保护肠胃的功能。

　　此款果汁能够缓解紧张状态，改善气色，预防因喝咖啡引起的肠胃疾病。

贴心提示

　　酸奶中的乳酸对牙齿有很强的腐蚀作用，所以，喝完酸奶后要及时漱口，或者最好食用吸管，可以减少乳酸接触牙齿的机会。

经常在外就餐一族

菠萝苦瓜汁 ▶　　清热解毒，去除油腻

原料

菠萝
2片

苦瓜
4厘米长

饮用水
200毫升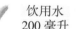

做法

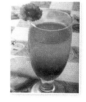

❶将菠萝洗净切成块状；
❷将苦瓜洗净去瓤，切成块状；
❸将切好的菠萝、苦瓜和饮用水一起放入榨汁机榨汁。

养生功效

　　菠萝营养丰富，能够补充身体所需营养，并且能够促进食欲、除去油脂。经常在外就餐的人吃菠萝能够降低胆固醇，保护肠胃、肝脏健康。

　　苦瓜几乎不含脂肪或蛋白质，食用苦瓜能够调整日常饮食中肉和油的摄入量，能够有效避免大量肉食和油脂的吸收。

贴 心 提 示

　　如果觉得苦瓜味道太苦，可以将其放在沸水中焯一下或者用盐腌10分钟。

橙子芒果酸奶汁

改善胃口，促进食欲

原料

橙子
1个

芒果
1个

牛奶
200毫升

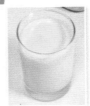

做法

①将橙子去皮，分开；

②将芒果去皮去核，切成块状；

③将橙子、芒果和牛奶一起放入榨汁机榨汁。

养生功效

橙子具有健脾温胃、行气化痰、助消化、增食欲等功效。橙皮饮略带苦味，其含有的橙皮式成分能软化血管、降低血脂，日常饮用可预防心血管系统疾病。饭前饮用一杯还有开胃的功效。

芒果果实含有碳水化合物、蛋白质、粗纤维等营养成分，芒果所含有的维生素A成分特别高，是所有水果中少见的。芒果中的维生素C、矿物质、脂肪、蛋白质等，能够健胃、助消化，生津止渴，防止视力衰退，保护眼睛，抗氧化，滋润皮肤。

此款果汁能够增强食欲，降低胆固醇。

贴心提示

风寒咳嗽者、消化道溃疡者、糖尿病者、胆结石者、龋齿者慎食橙子。

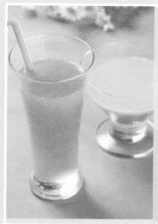
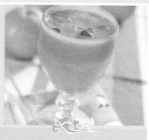

第 **7** 章
四季养生蔬果汁

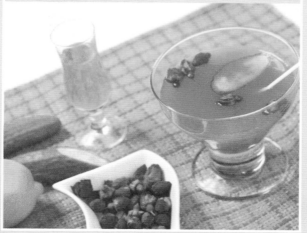

春季清淡养阳蔬果汁

胡萝卜西蓝花汁▶ 改善体质

原料

胡萝卜
半根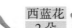

西蓝花
2朵

饮用水
200毫升

做法

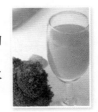

❶将胡萝卜去皮洗净，切成块状；

❷将西蓝花洗净在沸水中焯一下，切成块状；

❸将切好的胡萝卜、西蓝花和饮用水一起放入榨汁机榨汁。

养生功效

　　工作压力大，经常加班加点的人，经常出门应酬以及经常食用抗生素，都会加重肝脏负担，胡萝卜中所含的维生素A是肝脏中重要的营养素，可帮助肝脏细胞的修复。

　　西蓝花能提高肝脏解毒能力，增强机体免疫能力，预防感冒和坏血病的发生；西蓝花中的维生素能维护血管的韧性，不易破裂。最新研究表明，西蓝花还具有防止骨关节炎的功效。其机理是，西蓝花中的化学物质萝卜硫素可以减缓软骨受损进程。

　　此款果汁能够增强体质，护肤。

哈密瓜草莓牛奶果汁 ▶　补充营养，滋阴补阳

原料

哈密瓜
2 片

草莓
4 颗

牛奶
200 毫升

做法

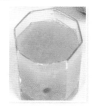

❶将哈密瓜去皮去瓤，切成块状；
❷将草莓去蒂洗净，切成块状；
❸将切好的哈密瓜、草莓和牛奶一起放入榨汁机榨汁。

养生功效

　　哈密瓜中含有丰富的抗氧化剂，能够减少皮肤黑色素的形成。哈密瓜的维生素含量非常丰富，这有利于人的心脏和肝脏工作以及肠道系统的活动，促进内分泌和造血机能，加强消化过程。

　　草莓富含氨基酸、果糖、蔗糖、葡萄糖、柠檬酸、苹果酸、果胶、胡萝卜素、维生素 B_1、维生素 B_2，能够补充身体所需的各种营养，同时还能够调节心情。

　　哈密瓜、草莓配以牛奶能够很好地补充身体所需维生素，帮助身体生发阳气。

贴心提示

　　挑哈密瓜时可以用手摸一摸，如果瓜身坚实微软，成熟度就比较适中。如果太硬则不太熟，太软就是成熟过度。

雪梨芒果汁 ▶ 调理内分泌，预防季节感冒

原料

雪梨
1个

芒果
1个

饮用水
200毫升

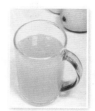

做法

❶将雪梨、芒果去皮去核，切成块状；
❷将准备好的雪梨、芒果和饮用水一起放入榨汁机榨汁。

养生功效

梨或梨汁，都有加速排出体内致癌物质的功能。吸烟的人和热衷于吃煎烤食物、快餐类食物的人，饭后吃梨或喝梨汁可保健康。梨性微寒味甘，能生津止渴、润燥化痰、润肠通便等。春季万物生发，吃梨有助于调节机体循环，增强免疫力。

芒果营养丰富，食用芒果具抗癌、美化肌肤、防止高血压、动脉硬化、防止便秘、止咳、清肠胃的功效。果实除鲜食外，还可加工成果汁、果酱、糖水果片、蜜饯、盐渍品等食品。

此款果汁能够预防季节性流感。

贴心提示

芒果主要品种有土芒果与外来的芒果，土芒果成熟时果皮颜色不变，外来种是橘黄色或红色。

洋葱彩椒汁 ▶ 预防感冒

┌ 原料

洋葱
半个

彩椒
1 个

饮用水
200 毫升

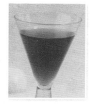

做法

❶将洋葱洗净在微波炉加热，切成丁；
❷将彩椒洗净去子，切成丁；
❸将切好的洋葱、彩椒和饮用水一起放入榨汁机榨汁。

养生功效

　　洋葱可以治疗伤风感冒，并且能够使人精神畅快。这是因为洋葱可以促进细胞膜的流动，增进体力和免疫力。特别是感冒期间，常常鼻塞，闻不到气味，多吃洋葱会确保我们的呼吸顺畅。止咳糖浆里加一点洋葱汁，止咳的效果更明显。洋葱还能提高胃肠道的张力，增加胃肠液分泌，可以增加身体内维生素，更能有效对抗感冒细菌。

　　经常食用彩椒可以预防和治疗感冒、动脉粥样硬化等病症。

　　此款果汁能够预防季节性感冒。

贴 心 提 示

　　凡有皮肤瘙痒性疾病、患有眼疾者，以及胃病、肺炎者不宜食用洋葱。

夏季清热消暑蔬果汁

雪梨西瓜香瓜汁 ▶　　清热排毒，肌肤保持水润

原料

雪梨
1个

香瓜
2片

西瓜
2片

做法

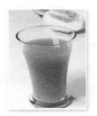

❶将雪梨去核，切成块状；将香瓜去皮去瓤，切成块状；将西瓜去皮去子，切成块状；

❷将切好的雪梨、香瓜、西瓜一起放入榨汁机榨汁。

养生功效

　　雪梨味甘性寒，含苹果酸、柠檬酸、维生素 B_1、维生素 B_2、维生素 C，胡萝卜素等，具生津润燥、清热化痰之功效。夏天吃梨能够清热降火，去除烦躁。

　　夏季高温时节，人们常因暑热而出现心烦口渴、目赤、咽喉肿痛、小便量少、色黄等不适。此外，西瓜皮还具有较好的解酒作用，盐渍瓜皮拌以糖醋可以醒酒解毒。

　　此款果汁能够消热祛暑，补充机体流失水分。

芒果椰子香蕉汁▶ 防暑消烦，开胃爽口

原料

芒果 1个　椰子 1个　香蕉 1根

做法

① 将芒果去皮去核，切成块状；用刀从椰子上端戳向内果皮，使其芽眼薄膜破开，倒出浆液；

② 剥去香蕉的皮和果肉上的果络，切成块状；

③ 将准备好的芒果、香蕉和椰子汁一起放入榨汁机榨汁。

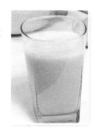

养生功效

芒果果肉多汁，鲜美可口。炎热的夏季最适宜食用芒果，能起到生津止渴、消暑舒神的作用。

椰汁具有滋补、清暑解渴的功效，主治暑热口渴，也能生津利尿、主治热病，其果肉有益气、祛风、驱毒、润颜的功效。

此款果汁能够清暑解渴，爽口开胃。

贴 心 提 示

饱餐后不可食用芒果，芒果不可以与大蒜等辛辣物质共同食用，否则，会使人患发黄病。

黄瓜葡萄香蕉汁 ▶

清热去火，增强食欲

原料

黄瓜	香蕉	葡萄	柠檬
1根	1根	8颗	2片

做法

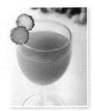

❶将黄瓜洗净，切成块状；将葡萄去皮去子，取出果肉；剥去香蕉的皮和果肉上的果络，切成块状；

❷将准备好的黄瓜、葡萄、香蕉、柠檬和饮用水一起放入榨汁机榨汁。

养生功效

　　黄瓜能清热利水、解毒，对胸热、利尿等有独特的功效，对除湿、滑肠、镇痛也有明显效果。

　　香蕉能快速补充能量，其中的糖分可迅速转化为葡萄糖，立即被人体吸收，是一种快速的能量来源。香蕉中富含的镁还具有消除疲劳的效果。香蕉可当早餐、减肥食品，因为香蕉几乎含有所有的维生素和矿物质，因此从香蕉中可以很容易地摄取各种营养素。

　　此款果汁能够增强食欲，消暑去燥。

贴心提示

　　香蕉中的鞣酸具有较强的收敛作用，可以将粪便结成干硬的粪便，从而造成便秘。

胡萝卜山竹汁 ▶ 清热去火

原料

胡萝卜
1 根

山竹
8 个

柠檬
2 片

饮用水
200 毫升

做法

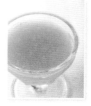

❶将胡萝卜洗净去皮，切成块状；将
山竹去壳去核，取出果肉；将柠檬洗
净，切成块状；

❷将切好的胡萝卜、山竹、柠檬和饮
用水一起放入榨汁机榨汁。

养生功效

　　山竹具有降燥、清凉解热的作用，因此，山竹不
仅味美，而且还有降火的功效，能克榴莲之燥热。山
竹相对榴莲，性偏寒凉，有解热清凉的作用，可化解
脂肪，润肤降火，若皮肤生疮，年轻人长青春痘，可
生食山竹，也可用山竹煲汤。山竹富含纤维素，在肠
胃中会吸水膨胀，过多食用会引起便秘。

　　此款果汁能够清热去火，增加胃口。

贴心提示

　　购买山竹时一定要选蒂绿、果软的新鲜果，否
则会买到"死竹"，可用手指轻压表壳，如果表皮
很硬而且干，手指用力仍无法使表皮凹陷，蒂叶颜
色暗沉，表示此山竹已太老，不适宜吃了。

秋季生津防燥蔬果汁

雪梨汁▶   清热解毒，润肺生津

原料

雪梨
2个   蜂蜜
适量   饮用水
100毫升

做法

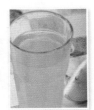

❶将雪梨去核，切成块状；将切好的
雪梨和饮用水一起放入榨汁机榨汁；
❷在榨好的果汁内加入适量蜂蜜搅拌
均匀即可。

养生功效

　　梨汁味甘酸而平，有润肺清燥、止咳化痰、养血
生肌的作用，因此对喉干痒、痒、痛、音哑、痰稠等
均有良效。梨汁富含膳食纤维，是最好的肠胃"清洁
工"。此外，梨具有降低血压、养阴清热的功效，适
用于高血压、心脏病、肝炎、肝硬化的病人。

　　此款果汁能够生津润燥，清热解毒。

贴心提示

　　梨性偏寒助湿，多吃会伤脾胃，故脾胃虚寒、
畏冷食者应少饮。

香蕉蓝莓汁▶   恢复活力

原料

香蕉
1 根

蓝莓
10 颗

饮用水
200 毫升

做法

❶剥去香蕉的皮和果肉上的果络，切成块状；将蓝莓洗净；

❷将准备好的香蕉、蓝莓和饮用水一起放入榨汁机榨汁。

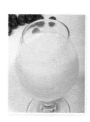

养生功效

经常饮用咖啡会增加体内胆固醇的含量，香蕉的果柄具有降低胆固醇的作用。

蓝莓能增强人体免疫力、助眠、激活人体细胞、促进微循环、延缓衰老、防止心脑血管发生病变。具有抗溃疡、抗炎、润面之功效，此外还能祛风除湿、强筋骨、滋阴补肾、提高人体活力。

此款果汁能够降低胆固醇，提高人体活性。

贴心提示

蓝莓果汁含有丰富的维生素和氨基酸，蓝莓果汁含有丰富的花青素，具有清除氧自由基、保护视力、延缓脑神经衰老、提高记忆力的作用。

蜂蜜柚子雪梨汁▶ 生津去燥

原料

柚子
2片

雪梨
1个

蜂蜜
适量

饮用水
200毫升

做法

❶将柚子去皮，切成块状；
❷将雪梨去核，切成块状；
❸将柚子、雪梨和饮用水一起放入榨汁机榨汁。

养生功效

　　柚子含有非常丰富的蛋白质、维生素C、有机酸，以及钙、磷、镁、钠等人体必需的元素，能生津润燥、预防感冒、促进消化。研究发现，柚子能促进肝脏消化分解脂肪。此外，新鲜的柚子汁有助于降低血糖，糖尿病患者也能适量食用。柚子还对预防心脑血管疾病有一定作用。

　　雪梨其性味甘酸而平、无毒，具有生津止渴的功效。所以，有科学家和医师把梨称为"全方位的健康水果"或称为"全科医生"。秋天正是养肺的好时机，因而适当食梨对于养生健体亦有好处。

贴心提示

　　掂掂柚子的重量，如果很重就说明这个柚子的水分很多，是比较好的柚子。

哈密瓜柳橙汁 ▶ 清热解燥，利尿

原料

哈密瓜
1/4 个
柳橙
1 个
蜂蜜
适量
饮用水
200 毫升

做法

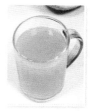

❶将哈密瓜去皮去瓤，切成块状；将柳橙去皮，分开；

❷将哈密瓜、柳橙和饮用水一起放入榨汁机榨汁；在榨好的果汁内加入适量蜂蜜搅拌均匀。

养生功效

哈密瓜果肉有利尿止渴、防暑气、除烦热等作用，可治发烧口渴、口鼻生疮、尿路感染等症状，食用哈密瓜还能够改善身心疲倦、心神焦躁不安或口臭症状。

橙子含橙皮甙、柠檬酸、苹果酸、琥珀酸、果糖、果胶和维生素 C、维生素 P 等营养物质，具有增加毛细血管的弹性、降低血中胆固醇、防治高血压和动脉硬化的作用。

此款果汁对于消烦去燥、清热去火很有帮助。

贴心提示

挑选哈密瓜时可以看瓜皮上面有没有疤痕，疤痕越老的越甜，最好就是那个疤痕已经裂开，这种哈密瓜的甜度高，口感好。

冬季温经散寒蔬果汁

茴香甜橙姜汁▶   温经散寒，养血消瘀

原料

茴香
2棵

甜橙
1个

生姜
2片

饮用水
100毫升

做法

①将茴香、生姜洗净切碎；
②将甜橙去皮，分开；
③将准备好的茴香、甜橙、生姜和饮用水一起放入榨汁机榨汁。

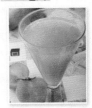

养生功效

　　茴香能刺激胃肠神经血管，增加胃肠蠕动，排除积存的气体，所以有健胃、行气的功效。

　　甜橙含量丰富的维生素C，能增强免疫力，增强毛细血管的弹性，降低体内不好的胆固醇。

　　姜可以暖胃开窍，还能促进身体排湿驱毒。

　　此款果汁能够促进血液循环，温经散寒。

贴心提示

　　将鲜姜洗净，放在小塑料袋内撒一些盐，不要封口，随用随取，可保持10天左右。

桂圆芦荟汁 ▶ 　消肿止痒，补血

原料

桂圆
4 颗

芦荟
6 厘米长

饮用水
200 毫升

做法

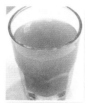

❶将桂圆去皮去核，取出果肉；
❷将芦荟洗净，切成块状；
❸将准备好的桂圆、芦荟和饮用水一起放入榨汁机榨汁。

养生功效

　　桂圆主要功能是安神，治失眠、健忘、惊悸。桂圆的糖分含量很高，且含有能被人体直接吸收的葡萄糖，体弱贫血，年老体衰，久病体虚，经常吃些桂圆很有补益；妇女产后，桂圆也是重要的调补食品。

　　芦荟的保健功能主要为：泄下，即润肠通便；调节人体免疫力；抗肿瘤；保护肝脏；抗胃损伤；抗菌；修复组织损伤；对皮肤的保护作用。

　　此款果汁能够补益气血，增强免疫力。

贴心提示

　　优质的桂圆颗粒较大，壳色黄褐，壳面光洁，薄而脆。再摇一摇桂圆，优质桂圆肉肥厚，肉与壳之间空隙小，摇动时不响。如桂圆在摇动时发生响声，建议不要购买。

哈密瓜黄瓜荸荠汁 ▶ 促进人体造血功能

原料

哈密瓜
2 片

黄瓜
1 根

荸荠
4 个

饮用水
200 毫升

做法

①将哈密瓜去皮，切成块状；
②将黄瓜、荸荠洗净，切成块状；
③将准备好的哈密瓜、黄瓜、荸荠和饮用水一起放入榨汁机榨汁。

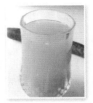

养生功效

哈密瓜丰富的营养价值对人体造血机能有显著的促进作用，所以也可以用来作为贫血的食疗之品，因此哈密瓜被誉为"瓜中之王"。该水果含有的 B 族复合维生素也有很好的保健功效，维生素 C 有助于人体抵抗传染病，而矿物质锰可以作为抗氧化酶超氧化物歧化酶的协同成分。哈密瓜还含有丰富的抗氧化剂类黄酮，如玉米黄质可以保护我们的身体，预防各种癌症。

荸荠是女性之友，有补血造血的功能。
此款果汁能够促进机体的新陈代谢。

贴心提示

荸荠性寒，故小儿消化力弱者，脾胃虚寒、大便溏泄和有血瘀者不宜饮用。

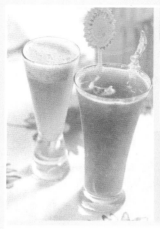

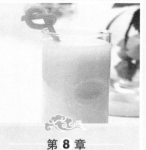

第 8 章
特色蔬果汁，
特效养生法

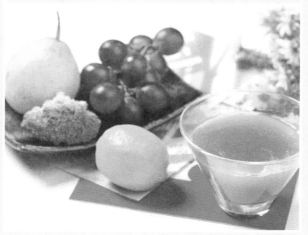

花果醋

玫瑰醋饮 ▶ 调理气血，美容养颜

原料

桃子
1个

玫瑰花
20克

冰糖
适量

醋
200毫升

做法

①将桃子洗净去核，切成块状；将玫瑰花去梗清洗干燥；

②将切好的桃子和玫瑰花、冰糖、醋一起放入瓶子中，封口；

③将其发酵 2 ~ 4 个月即可饮用，6个月以上效果更佳。

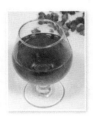

养生功效

桃子含丰富铁质，能增加人体血红蛋白数量，能够起到美容养颜的作用。

玫瑰花能调气血，调理女性生理问题，促进血液循环，美容，调经，利尿，缓和肠胃神经，防皱纹，防冻伤，养颜美容。身体疲劳酸痛时，取些来按摩也相当合适。玫瑰芳香怡人，有理气和血、舒肝解郁、降脂减肥、润肤养颜等作用。特别对妇女经痛、月经不调有神奇的功效。

玫瑰醋饮，是新一代美容茶，它对雀斑有明显的消除作用，同时还有养颜、消炎、润喉的特点。

甜菊醋饮▶ 缓解疲劳，减肥驻颜

原料

甜菊
15 朵

白醋
200 毫升

做法

①将甜菊洗净，干燥；
②将甜菊、白醋放入瓶中，封口；
③发酵 8 ~ 10 天即可饮用，15 天效果最佳。

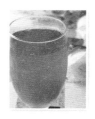

养生功效

甜菊叶内含的甜菊素，甜度高，热量极低，易溶于水，不会增加身体的热量及糖分的负担。经常饮用甜菊茶可消除疲劳，养阴生津，用于胃阴不足，口干口渴，亦用于原发性高血压、糖尿病、肥胖病和应限制食糖的病人。有一定降低血压作用，并可降低血糖。帮助消化，促进胰腺和脾胃功能；滋养肝脏，养精提神；调整血糖，减肥养颜，符合现代人追求低热量、无糖、无碳水化合物、无脂肪的健康生活方式。

此款醋饮能够缓解疲劳，美容驻颜。

贴心提示

甜菊素的甜度为砂糖甜度的 200 ~ 300 倍，使用时要注意用量，可由小量开始，之后慢慢增加至想要的甜度。

薰衣草醋饮 ▶ 净化肌肤，收缩毛孔

原料

| 薰衣草
100 克 | 柠檬
1/4 个 | 冰糖
适量 | 白醋
200 毫升 |

做法

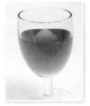

❶将薰衣草洗净，吹干；将柠檬洗净，切成薄片；

❷将准备好的薰衣草、柠檬、白醋和冰糖一起放入瓶中，密封；发酵50 ~ 120 天即可饮用。

养生功效

　　薰衣草香气清新优雅，性质温和，是公认为最具有镇静、舒缓、催眠作用的植物。薰衣草能够提神醒脑，增强记忆；对学习有很大帮助；缓解神经，怡情养性，具有安神促睡眠的神奇功效。

　　此款醋饮能够怡神清心，促进血液循环。

贴心提示

　　可将薰衣草放进枕头内，人睡眠时，头温使枕内薰衣草的有效成分缓慢地散发，其香气凝聚于枕周尺余，通过口腔、咽腔黏膜和皮肤对有效成分的吸收，达到疏通气血、闻香疗病的效果，让人在睡眠中即收到养生的功效。

菠萝醋汁 ▶ 预防关节炎

原料

菠萝
4 片

冰糖
适量

白醋
400 毫升

做法

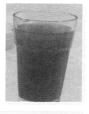

① 将菠萝洗净，切成薄片；

② 将菠萝和冰糖交错堆叠的方式放入玻璃器皿，再放入醋，密封；

③ 发酵 50 ~ 120 天即可饮用。

养生功效

菠萝醋可帮助人体消化食物，抗炎，提高免疫力，溶解血栓，帮助中风患者防治二次中风。还可促进血纤维蛋白分解，抗血小板凝集，能溶解血栓，使血流顺畅，抑制发炎及水肿。可用来舒缓一般疼痛和发炎，如用于减轻风湿性关节炎造成的不适症状；并使血液循环顺畅，用来预防心绞痛、中风及阿尔茨海默病。菠萝醋适合于关节炎或筋骨疼痛发炎者，可减缓发炎症状。

此款醋饮能够促进血液循环，预防关节炎。

贴 心 提 示

因为菠萝的蛋白分解酵素相当强力，虽然可以帮助肉类的蛋白质消化，但是如果在餐前饮用的话，很容易造成胃壁受伤。因此，不宜在饭前饮用。

蔬果蜂蜜汁

哈密瓜蜂蜜汁▶　清爽怡人，润肠道

原料

哈密瓜
3 片

蜂蜜
适量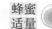

饮用水
200 毫升

做法

❶将哈密瓜洗净去皮，切成块状；
❷将哈密瓜和饮用水一起放入榨汁机
榨汁；
❸在榨好的果汁内加入适量蜂蜜搅拌
均匀即可。

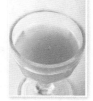

养生功效

　　在新鲜的哈密瓜瓜肉当中，含有非常丰富的维生
素成分，能够促进内分泌和造血机能的发挥，从而加
强消化的过程。

　　此款果汁能够放松身心，促进新陈代谢。

贴心提示

　　搬动哈密瓜应轻拿轻放，不要碰伤瓜皮，受伤
后的瓜很容易变质腐烂，不能储藏。哈密瓜性凉，
不宜吃得过多，以免引起腹泻。

番茄蜂蜜汁 ▶ 补充维生素，预防癌症

原料

番茄
2 个

蜂蜜
适量

饮用水
200 毫升

做法

① 将番茄洗净，在沸水中浸泡 10 秒；
② 剥去番茄的表皮并切成块状；
③ 将切好的番茄和饮用水一起放入榨汁机榨汁；
④ 在榨好的果汁内加入适量蜂蜜搅拌均匀即可。

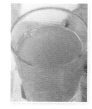

养生功效

　　番茄富含番茄红素，大量研究发现，番茄红素能够有效地预防和治疗前列腺癌、乳腺癌、肺癌、胃癌等癌症。番茄含有大量维生素 C，而维生素 C 是目前治疗风寒感冒的主要成分。而且其富含有机酸，能帮助铁的吸收，对于一些因缺维生素 C 导致感冒的人来说可能是有效的。

　　此款果汁能够增强免疫系统，预防癌症。

贴 心 提 示

　　番茄可用来为消除冰箱中异味，具体方法是用布沾满番茄汁擦拭冰箱内壁，之后用肥皂水清洗即可。

番石榴蜂蜜汁 ▶　养颜美容，抗氧化

原料

番石榴
2个

蜂蜜
适量

饮用水
200毫升

做法

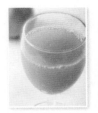

❶将番石榴洗净，切成块状；

❷将切好的番石榴和饮用水一起放入榨汁机榨汁；

❸在榨好的果汁内加入适量蜂蜜搅拌均匀即可。

养生功效

　　番石榴肉质细嫩、清脆香甜、爽口舒心、常吃不腻，是养颜美容的最佳水果。番石榴含较高的维生素A、C、纤维质等微量元素，常吃能抗老化，排出体内毒素。

　　蜂蜜含有多种营养成分，食用蜂蜜不仅能够强壮体质，还具有抗氧化美容的功效。蜂蜜的用法有多种，饮用、做面膜均能起到美肤养颜的作用。番石榴和蜂蜜均有抗氧化的功效，两者混合制作出的果汁能够美容养颜，保养气色。

贴心提示

　　将蜂蜜滴在白纸上，如果蜂蜜渐渐渗开，说明掺有蔗糖和水。掺有糖的蜂蜜其透明度较差，不清亮，呈混浊状，花香味亦差。

蔬果豆浆汁

大枣枸杞豆浆

补虚益气，安神补肾

原料

大枣 6 颗

枸杞 8 颗

豆浆 200 毫升

做法

将大枣和枸杞洗净，在水中泡半小时；

将泡好的大枣、枸杞和豆浆一起放入榨汁机榨汁。

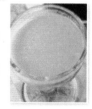

养生功效

大枣具有调节人体代谢、增强免疫力、抗炎、抗变态反应、降低血糖和胆固醇含量等作用；所含芦丁有保护毛细血管通畅、防止血管壁脆性增加的功能，对高血压、动脉粥样硬化等病有疗效。

枸杞具有滋补肝肾、养肝明目的功效。枸杞子亦为扶正固本、生精补髓、滋阴补肾、益气安神、强身健体、延缓衰老之良药，对慢性肝炎、中心性视网膜炎、视神经萎缩等疗效显著；对抗肿瘤、保肝、降压，以及老年人器官衰退的老化疾病都有很强的改善作用。枸杞对体外癌细胞有明显的抑制作用，可用于防止癌细胞的扩散和增强人体的免疫功能。

此款果汁能够益气补血，保养肝肾。

黄瓜雪梨豆浆

清热解渴，润肺生津

原料

黄瓜
1根

雪梨
1个

豆浆
200毫升

做法

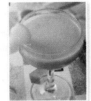

① 将黄瓜洗净，切成块状；
② 将雪梨洗净去核，切成块状；
③ 将黄瓜、雪梨和豆浆一起放入榨汁机榨汁。

养生功效

　　黄瓜肉质脆嫩，能够清热解毒、生津止渴，是难得的排毒养颜食品。

　　雪梨味甘性凉，有生津除烦、滋阴润肺、清热止咳和泻火化痰之功。

　　豆浆对增强体质大有好处，经常饮用豆浆能够润肺生津。

　　黄瓜雪梨豆浆清淡爽口，清热解渴，尤其适宜夏秋季节饮用。

贴心提示

　　没有熟的豆浆对人体是有害的。黄豆中含有皂角素，能引起恶心、呕吐、消化不良；还有一些酶和其他物质，如胰蛋白酶抑制物，能降低人体对蛋白质的消化能力。

猕猴桃绿茶豆浆 ▶　　抗衰老，美白肌肤

原料

猕猴桃
1 个

绿茶粉
1 勺

豆浆
200 毫升

做法

① 将猕猴桃去皮，切成块状；
② 将切好的猕猴桃和绿茶粉、豆浆一起放入榨汁机榨汁。

养生功效

　　猕猴桃当中含有大量的果酸，果酸可以有效地抑制角质细胞内聚力及黑色素沉淀，去除或淡化黑斑的效果非常明显，可有效改善干性或油性肌肤组织。猕猴桃不但具有祛除黄褐斑、排毒、美容、抗衰老的功效，而且还是减肥的好助手。猕猴桃当中维生素 C 含量惊人，多吃有助于肌肤美白。

　　绿茶粉可以用来做面膜、清洁皮肤、补水控油、淡化痘印、促进皮肤损伤恢复；同时对便秘、瘦身美体、减肥也有作用。绿茶粉也可以加入优酸乳、酸奶或苹果汁吃，对便秘、瘦身美体、减肥有促进作用。

　　此款豆浆能够抗氧化，美白肌肤。

贴 心 提 示

　　储存绿茶粉不宜使用玻璃罐、塑胶罐等透明、透气性较大的包装，而应选择不透气的铝箔积层袋包装。

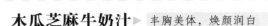

蔬果牛奶汁

木瓜芝麻牛奶汁 ▶ 丰胸美体，焕颜润白

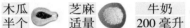

木瓜
半个

芝麻
适量

牛奶
200毫升

做法

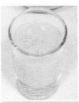

① 将木瓜洗净去瓤，切成块状；
② 将芝麻洗净炒熟，研末；
③ 将准备好的木瓜、牛奶和芝麻一起放入榨汁机榨汁。

养生功效

　　木瓜酵素中含丰富的丰胸激素和维生素A，能刺激女性激素分泌，刺激卵巢分泌雌激素，使乳腺畅通，因此木瓜有丰胸作用。木瓜能够平肝和胃、舒筋活络、软化血管、抗菌消炎、抗衰老养颜、降低血脂、增强体质；对于女性，还有丰胸、白肤、瘦腿的作用。

　　此款果汁能够丰胸美体，补益气色。

贴心提示

　　木瓜适宜慢性萎缩性胃炎患者，胃痛口干、消化不良者食用。

木瓜香蕉牛奶汁 ▶　　增强肠胃蠕动，丰胸塑身

原料

木瓜 　香蕉　　牛奶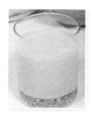
半个　　　1 根　　　200 毫升

做法

① 将木瓜洗净去瓤，切成块状；

② 剥去香蕉的皮和果肉上的果络，切成块状；

③ 将切好的木瓜、香蕉和饮用水一起放入榨汁机榨汁。

养生功效

　　青木瓜自古就是第一丰胸佳果，木瓜中丰富的木瓜酶对乳腺发育很有助益，而木瓜酵素中含有丰富的丰胸激素及维生素 A 等养分，能刺激卵巢分泌雌激素，使乳腺畅通，达到丰胸的目的。

　　香蕉含有大量糖类物质及其他营养成分，可充饥、补充营养及能量；香蕉能缓和胃酸的刺激，保护胃黏膜。

　　此款果汁能够增强肠道蠕动力，减肥塑身。

贴 心 提 示

　　香蕉是人们喜爱的水果之一，欧洲人因它能解除忧郁而称它为"快乐水果"，而且香蕉还是女孩子们钟爱的减肥佳果。

圣女果红椒奶汁▶

抗氧化，延缓衰老

原料

圣女果
10 个

红椒
1 个

牛奶
200 毫升

做法

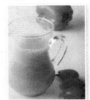

①将圣女果洗净，切成两半；
②将红椒洗净去子，切成丁；
③将准备好的圣女果、红椒和牛奶一起放入榨汁机榨汁。

养生功效

　　圣女果中含有谷胱甘肽和番茄红素等特殊物质，可促进人体的生长发育，特别可促进小儿的生长发育，增加人体抵抗力，延缓人的衰老。圣女果对于癌症来说可以起到有效的治疗和预防。圣女果中维生素PP的含量居果蔬之首，可保护皮肤，维护胃液正常分泌，促进红细胞的生成，对肝病也有辅助治疗作用。
　　此款果汁能够促进身体发育。

贴心提示

　　圣女果既是蔬菜又是水果，不仅色泽艳丽、形态优美，而且味道适口、营养丰富，除了含有番茄的所有营养成分之外，其维生素含量比普通番茄高，被联合国粮农组织列为优先推广的"四大水果"之一。

白菜牛奶汁 ▶

排毒，预防癌症

原料

白菜
1 片

牛奶
200 毫升

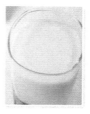

做法

① 将白菜洗净，切碎；
② 将切好的白菜、牛奶一起放入榨汁机榨汁。

养生功效

　　白菜中含有丰富的维生素 C、维生素 E，多吃白菜，可以起到很好的护肤和养颜效果。美国纽约激素研究所的科学家发现，中国和日本妇女乳腺癌率之所以比西方妇女低得多，是由于她们常吃白菜的缘故。白菜中有一些微量元素，它们能帮助分解同乳腺癌相关的雌激素。白菜中的纤维素不但能起到润肠、促进排毒的作用，还能促进人体对动物蛋白质的吸收。中医认为白菜微寒味甘，有养胃生津、除烦解渴、利尿通便、清热解毒之功。

　　此款果汁能够预防乳腺癌。

贴心提示

　　挑选白菜时，不要将菜梗去净，因为菜梗营养丰富，维生素 C、胡萝卜素、蛋白质和钙质的含量都比菜心高，而且能够保护菜心。

蔬果粗粮汁

胡萝卜玉米枸杞汁 ▶ 明目美肤，预防肠癌

原料

胡萝卜
半个

玉米粒
适量

枸杞
适量

饮用水
200 毫升

做法

① 将胡萝卜洗净切成块状；
② 将准备好的胡萝卜、玉米粒、枸杞
和饮用水一起放入榨汁机榨汁。

养生功效

胡萝卜素能防癌，一是它与糖蛋白合成有关，
而糖蛋白又与正常生理机能有关，这样就使维生素A
具有左右上皮细胞分化的能力，增强机体的免疫反应。
二是对微粒体混合功能氧化酶具有抑制作用，从而阻
断致癌活性产物的形成。

玉米是一种健康食品，且能美容养颜、延缓衰老。

此款果汁能够增强视力，预防癌症。

贴心提示

一般来说，健康的成年人每天吃 20 克左右的
枸杞比较合适；如果想起到治疗的效果，每天最好
吃 30 克左右。但也不要过量食用。

葡萄芝麻汁 ▶　黑亮秀发，延缓衰老

原料

葡萄
8 颗

芝麻
适量

饮用水
200 毫升

做法

① 将葡萄洗净去皮去子，取出果肉；
② 将芝麻炒熟，研末；
③ 将准备好的葡萄、芝麻和饮用水一起放入榨汁机榨汁。

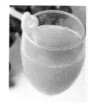

养生功效

　　紫葡萄的皮内含有抗高血压的物质，葡萄汁能提高血浆里的维生素 E 及抗氧化剂的含量。

　　中医认为：芝麻尤其是黑芝麻有补血、祛风、润肠、生津、补肝肾、通乳、养发等功用，适用于身体虚弱、头发早白、贫血萎黄、津液不足、大便燥枯、头晕耳鸣等症。黑芝麻对慢性神经炎、末梢神经麻痹等症也有一定的疗效。

　　此款果汁能够抗氧化，滋养秀发。

贴心提示

　　葡萄里含有维生素 C，而牛奶里的元素会和葡萄里含有的维生素 C 反应，会伤胃，两样同时服用会拉肚子，重者会呕吐。所以刚吃完葡萄不可以喝牛奶。最好吃完葡萄过 30 分钟再喝牛奶。

低卡魔芋果汁 ▶ 减轻体重，维护健康

▷原料

山楂
6 颗

魔芋粉
1 勺

饮用水
200 毫升

做法

❶将山楂洗净去核；
❷将切好的山楂和魔芋粉、饮用水一起放入榨汁机榨汁。

养生功效

山楂能够促进消食。临床研究证实，山楂能显著降低血清胆固醇及甘油三酯，有效防治动脉粥样硬化；山楂还能通过增强心肌收缩力、增加心排血量、扩张冠状动脉血管、增加冠脉血流量、降低心肌耗氧量等起到强心和预防心绞痛的作用。

魔芋对于防治结肠癌、乳腺癌有特效；魔芋低热、低脂、低糖，对于肥胖症、高血压、糖尿病的人群可以说是一种上等的既饱口福、又治病健体的食品，还可以用来防治多种肠胃消化系统的慢性疾病。

此款果汁能够控制脂肪摄入，增强免疫力。

贴心提示

魔芋含有丰富水溶性纤维，人类的消化系统没有能力将它消化和吸收，由于它能帮助肠胃的蠕动，有"胃肠清道夫"之称。

黑豆黑芝麻养生汁▶　　活血解毒，增强免疫力

原料

黑芝麻
1 勺

黑豆
适量

红糖
适量

饮用水
200 毫升

做法

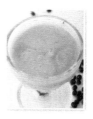

① 将黑豆洗净煮熟；

② 将煮熟的黑豆和黑芝麻、饮用水一起放入榨汁机榨汁；

③ 在榨好的果汁内加入适量红糖搅拌均匀即可。

养生功效

　　黑芝麻含蛋白质、脂肪、维生素 E、维生素 B_1、维生素 B_2、多种氨基酸及钙、磷、铁等微量元素，有延缓衰老的作用。经常服用还能够补血通便。

　　黑豆中微量元素如锌、铜、镁、钼、硒、氟等的含量都很高，而这些微量元素能延缓人体衰老、降低血液黏稠度。黑豆皮含有花青素，花青素是很好的抗氧化剂，能清除体内自由基，养颜美容，增加肠胃蠕动。

　　此款果汁能够活血解毒，增加肠胃蠕动，美容养发。

贴心提示

　　挑选黑豆时要选择颗粒饱满无斑点或虫咬的。买黑豆的时候可以拿张白纸，用黑豆在白纸上划一划，掉色的可能是假的。

七色蔬果汁

香瓜蔬果汁▶ 清理肠道，预防肾结石

原料

香瓜
3 片

生菜
2 片

饮用水
200 毫升

做法

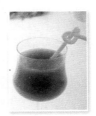

❶将香瓜洗净去皮，切成块状；

❷将生菜洗净切碎；

❸将切好的香瓜、生菜和饮用水一起放入榨汁机榨汁。

养生功效

　　常吃生菜有消除多余脂肪的作用，生菜榨汁能够直接吸收其营养，能畅清肠道，抑制脂肪摄入。

　　此款果汁能够健胃清肠，预防肾结石。

贴心提示

　　新鲜香蕉250克，冰糖、粳米各100克。先将香蕉去皮，切成丁；粳米淘洗干净，以清水浸泡120分钟后捞出沥干；将锅放火上，倒入1000毫升清水，加入粳米，用旺火煮沸，再加入香蕉丁、冰糖，改用小火熬30分钟即成。

黄瓜芹菜汁 ▶ 抗菌消炎，保护咽喉

原料

黄瓜
1 根

芹菜
半根

饮用水
200 毫升

做法

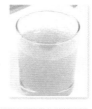

① 将黄瓜洗净，切成块状；
② 将芹菜洗净，切成段；
③ 将切好的黄瓜、芹菜和饮用水一起放入榨汁机榨汁。

养生功效

　　黄瓜汁对牙龈损坏及对牙周病的防治也有一定的功效。黄瓜青皮中含有绿原酸和咖啡酸，这些成分能抗菌消炎、加强白细胞的吞噬能力。因此，经常食用带皮黄瓜对预防上呼吸道感染有一定疗效。

　　此款果汁具有消炎抗菌的功效。

贴 心 提 示

　　嫩黄瓜 5 条，山楂 30 克，白糖 50 克。先将黄瓜去皮心及两头，洗净切成条状；山楂洗净，入锅中加水 200 毫升，煮约 15 分钟，取汁液 100 毫升；黄瓜条入锅中加水煮熟，捞出；山楂汁中放入白糖，在文火上慢熬，待糖融化，投入已控干水的黄瓜条拌匀即成。此菜肴具有清热降脂、减肥消积的作用，肥胖症、高血压、咽喉肿痛者食之有效。

荔枝番石榴汁 ▶　消肿止痛，改善气色

原料

荔枝
6 颗

番石榴
1 个

饮用水
200 毫升

做法

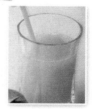

❶将荔枝去壳去核，取出果肉；

❷将番石榴洗净切成块状；

❸将准备好的荔枝、番石榴和饮用水
一起放入榨汁机榨汁。

养生功效

　　番石榴果皮薄，黄绿色，果肉厚，清甜脆爽，果
实营养丰富，含较高的维生素、纤维质、矿物质等微
量元素。另外果实也富含蛋白质和脂质。番石榴营养
价值高，以维生素C而言，比柑橘多8倍，比香蕉、
木瓜、番茄、西瓜、凤梨等多数十倍，铁、钙、磷含
量也丰富，种子中铁的含量更胜于其他水果，所以最
好能一起吃下去。

　　此款果汁能够消炎镇痛，调理气色。

贴心提示

　　喜欢吃荔枝但又怕燥热的人，在吃荔枝的同时，
可多喝盐水，也可用 20～30 克生地煲瘦肉或猪骨
汤喝，或与蜜枣一起煲水喝，都可预防上火。也可
把荔枝连皮浸入淡盐水中，再放入冰柜里冰后食用。

清爽芦荟汁 ▶　　清体润肤

原料

芦荟
12 厘米长

饮用水
200 毫升

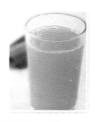

做法

① 将芦荟洗净，放在热水中焯一下；
② 将焯过的芦荟切成块状；
③ 将切好的芦荟放入榨汁机榨汁。

养生功效

芦荟一个重要作用是显著的噬菌作用。机体的免疫系统通过噬菌作用将体内的细菌、感染物和细胞死亡后的残骸清除出去。一方面，免疫刺激剂具有噬菌作用，另一方面体内的解毒和清洁功能也具有噬菌作用。对于机体来说，体内被细菌感染并死掉的细胞对机体也是有害的，这些死亡的细胞和它体内的毒素就要通过噬菌作用清除出体内。因此，增强噬菌作用就是增强了体内解毒和清洁功能。

此款果汁能够清体润肤，排毒养颜。

贴 心 提 示

芦荟性寒，吃多了会造成上吐下泻，一般而言每人每天不宜超过 15 克，孕妇、老人和儿童不建议食用芦荟。食用芦荟还需要注意，芦荟所含的某些蒽醌类、大黄素类，会引发胃癌。

柚子柠檬汁 消炎祛痘，清肠润喉

原料

柚子
4 片

柠檬
1 个

饮用水
200 毫升

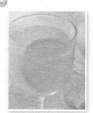

做法

① 将柚子去皮去子，切成块状；
② 将柠檬去皮，切成块状；
③ 将准备好的柚子、柠檬和饮用水一起放入榨汁机榨汁。

养生功效

柠檬是最有药用价值的水果之一。由于它富含维生素C、柠檬酸、苹果酸、高量钠元素和低量钾元素，对人体十分有益。除了减肥去痘痘以外，对支气管炎、鼻炎、咽炎、泌尿系统感染、结膜炎等都有很好的治疗作用。柠檬口味宜人，直接食用可以补充人体水分和维生素C。因为它的热量低，而且具有很强的收缩性，因此有利于减少脂肪，是减肥良药。

此款果汁能够清除痘印，消除多余脂肪。

贴心提示

柠檬外用疗法：（1）每天往鼻子里滴几滴柠檬汁可治疗鼻窦炎。（2）柠檬直接敷用可治愈伤口。（3）用柠檬摩擦手脚能治疗冻疮。（4）柠檬可治蚊虫叮咬，驱赶蝇虫。

鸭梨香蕉汁 ▶ 预防呼吸系统疾病

原料

鸭梨 🍐 香蕉 🍌 饮用水 💧
1个 1个 200毫升

做法

① 将鸭梨洗净去核，切成块状；
② 将香蕉去皮，切成块状；
③ 将切好的鸭梨、香蕉和饮用水一起放入榨汁机榨汁。

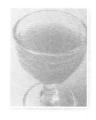

养生功效

　　梨，性味甘寒，具有清心润肺的作用，对肺结核、气管炎和上呼吸道感染的患者所出现的咽干、痒痛、音哑、痰稠等症皆有益。煮熟的梨有助于肾脏排泄尿酸和预防痛风、风湿痛和关节炎。梨可清喉降火，播音、演唱人员经常食用煮好的熟梨，能增加口中的津液，起到保养嗓子的作用。

　　此款果汁能够预防呼吸系统疾病。

贴心提示

　　选择鸭梨时，应以有枝蒂，果皮青青嫩嫩，表面附有一些粉状物质的为新鲜。新鲜的梨吃起来口感爽脆，不新鲜的梨水分较少，咀嚼起来有"韧"的感觉。如果表面有深褐色或黑色现象，品质较差，不宜购买。

樱桃芹菜汁 ▶ 生津止渴，健脾开胃

原料

樱桃
10 颗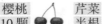

芹菜
半根

饮用水
200 毫升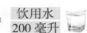

做法

❶将樱桃洗净去核，取出果肉；将芹菜洗净切成块状；
❷将准备好的樱桃、芹菜和饮用水一起放入榨汁机榨汁。

养生功效

　　樱桃营养丰富，能够美白又祛斑。樱桃不仅营养丰富，酸甜可口，而且医疗保健价值颇高。

　　芹菜中含有丰富的纤维，可以过滤人体内的废物，刺激身体排毒，有效对付由于身体毒素累积所造成的体表皮损，从而起到对抗痤疮的作用。

　　此款果汁能够生津止渴，补益气。

贴心提示

　　樱桃最好保持在零下1℃的冷藏条件下；樱桃属浆果类，很容易损坏，所以一定要注意轻拿轻放；由于樱桃中含有一定量的氰苷，若食用过多会引起铁中毒或氰化物中毒，因此，不宜一次食用太多。若有轻度不适可用甘蔗汁来清热解毒。

草莓柳橙菠萝汁▶　　调整好心情

原料

草莓
8 颗

柳橙
半个

菠萝
2 片

饮用水
200 毫升

做法

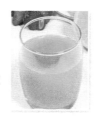

①将草莓去蒂洗净，切成块状；

②将柳橙去皮，分开；

③将菠萝洗净切成块状；

④将准备好的草莓、柳橙、菠萝和饮
用水一起放入榨汁机榨汁。

养生功效

　　菠萝属于热带水果，其丰富的维生素不仅能淡化
面部色斑，使皮肤润泽、透明，还能有效去除角质，
使皮肤呈现健康状态。在洗澡水中加入少许菠萝汁更
能滋润肌肤，尤其适用于皮肤粗糙的人。另外，菠萝
中还含有一种叫菠萝蛋白酶的物质，它能有效去除牙
齿表面的污垢，令你的牙齿洁白如玉。

　　此款果汁能够调理情绪，美颜瘦身。

贴心提示

　　一般情况下，选择蔬菜和水果的首要原则是选
当季的，草莓尤其如此，越早上市的水果价格越高，
利益驱使一些果农采用激素、生长素等催熟未到自
然成熟期的草莓。

西瓜草莓汁 ▶ 抗氧化，缓解口干舌燥

原料

西瓜
2片

草莓
10颗

饮用水
100毫升

做法

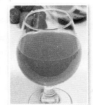

❶将西瓜去皮去子，切成块状；将草莓洗净去蒂，切成块状；

❷将准备好的西瓜、草莓和饮用水一起放入榨汁机榨汁。

养生功效

　　西瓜含有丰富的L-瓜氨酸，瓜氨酸能控制健康血压。L-瓜氨酸一旦进入体内，会转换为另一种氨基酸——L-精氨酸。高血压和动脉硬化患者，尤其是老年人和2型糖尿病患者都会体验到无论是合成或天然（西瓜）形式的L-瓜氨酸的神奇疗效。

　　草莓中的花青素和鞣花酸具有抗氧化和抗炎的功效。草莓汁、草莓提取液、草莓冻干粉、鞣花酸制品都表现出抗氧化活性，并可能降低患心血管疾病的风险。

　　此款果汁能够消暑去燥，保持肌肤水嫩。

贴心提示

　　在吃西瓜时，用瓜汁擦擦脸，或把西瓜切去外面的绿皮，用里面的白皮切薄片贴敷15分钟，那可以使皮肤保持清新细腻、洁白、健康。

芹菜桑葚大枣汁 ▶ 益气补血，平补阴阳

原料

芹菜
半根

桑葚
10 颗

大枣
8 颗

饮用水
200 毫升

做法

❶将芹菜洗净切成块状；将桑葚去蒂洗净；将买来的无核枣切成块状；

❷将准备好的芹菜、桑葚、大枣和饮用水一起放入榨汁机榨汁。

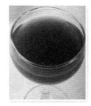

养生功效

　　桑葚有改善皮肤血液供应、营养肌肤、使皮肤白嫩及乌发等作用，并能延缓衰老。桑葚是中老年人健体美颜、抗衰老的佳果与良药。常食桑葚可以明目，缓解眼睛疲劳干涩的症状。它可以促进血红细胞的生长，防止白细胞减少，并对治疗糖尿病、贫血、高血压、高血脂、冠心病、神经衰弱等病症具有辅助功效。

　　大枣中丰富的营养物质能够促进体内的血液循环；其充足的维生素C能够促进身体发育、增强体力、减轻疲劳。大枣含维生素E，有抗氧化、抗衰老等作用。

　　此款果汁能够益气补血，促进血液循环。

贴 心 提 示

　　桑葚具有天然生长、无任何污染的特点，所以又被称为"民间圣果"。

胡萝卜番石榴汁 ▶ 　提高免疫力，改善肤色

原料

胡萝卜
半根

番石榴
1个

饮用水
200毫升

做法

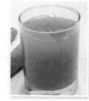

❶将胡萝卜去皮洗净，切成块状；
❷将番石榴洗净，切成块状；
❸将切好的胡萝卜、番石榴和饮用水
一起放入榨汁机榨汁。

养生功效

　　胡萝卜素可以修护及巩固细胞膜，防止病毒乘隙入侵，这是提升人体免疫能力最实际有效的做法。

　　番石榴汁多味甜，营养丰富，有健胃、提神、补血、滋肾之效。番石榴具有防止细胞遭受破坏而导致的癌病变，避免动脉粥样硬化的发生，抵抗感染病。它能够有效地补充人体缺失的或容易流失的营养成分。番石榴含纤维高，能有效地清理肠道。

　　此款果汁能够增强免疫力，改善肤色。

贴心提示

　　胡萝卜的保鲜：把胡萝卜放进冰箱前先切掉顶上绿色的部分。把胡萝卜放进塑料袋里（这是为了防止水分流失），放在冷藏室最冷的那格，并远离苹果、梨、土豆等会释放乙烯的催熟蔬果附近。

胡萝卜菠萝番茄汁 ▶ 　开胃助消化

原料

胡萝卜
半根

菠萝
2 片

番茄
1 个

饮用水
200 毫升

做法

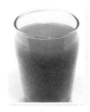

①将胡萝卜去皮洗净，切成块状；将
菠萝洗净切成块状；将番茄洗净，在
沸水中浸泡 10 秒；剥去番茄的表皮
并切成块状；

②将切好的胡萝卜、菠萝、番茄和饮
用水一起放入榨汁机榨汁。

养生功效

　　番茄内含有丰富的苹果酸和柠檬酸等有机酸，它
们能促进胃液分泌，帮助消化，调整胃肠功能。日常
生活中，各种聚餐、酒局频频，胃肠不堪重负，人也
特别容易疲劳、烦躁不安，这时候如果能吃点番茄制
品做的菜就能缓解这些不适症状。

　　此款果汁能够增加食欲，预防便秘。

贴心提示

　　挑选番茄的时候，一定不要挑选有棱角的那种，
也不要挑选拿着感觉分量很轻的，因为这种番茄都
不是自然长熟的，而是使用了催红剂。

木瓜柳橙鲜奶汁 ▶　　丰胸美体，养颜焕白

原料

木瓜　　柳橙　　鲜奶
半个　　　　　1 个　　　　200 毫升

做法

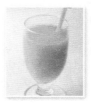

❶将木瓜洗净去皮去瓤，切成块状；
将柳橙去皮，分开；
❷将切好的木瓜和柳橙、鲜奶一起放
入榨汁机榨汁。

养生功效

　　木瓜所含的蛋白分解酵素，可以补偿胰脏和肠道
的分泌，补充胃液的不足，有助于分解蛋白质和淀粉，
是消化系统的免费长工。

　　木瓜中维生素C的含量非常高，能促进肌肤代谢，
帮助溶解毛孔中的脂肪及老化角质，让肌肤显得更清
新白皙。

　　此款果汁能够丰胸美体，改善肤色。

贴心提示

　　木瓜茶也能起到丰胸美体的作用。泡木瓜茶以
选用圆形未熟的雌性果为佳，把一头切平做壶底，
把另一头切开，掏出种子后直接放入茶叶，再把切
去的顶端当成盖子盖上，过几分钟就可品尝到苦中
带甜、充满木瓜清香的木瓜茶了。

胡萝卜雪梨汁 ▷ 抗氧化，清热润肺

原料

胡萝卜 1 根　　雪梨 1 个　　柠檬 2 片　　饮用水 200 毫升

做法

① 将胡萝卜洗净去皮，切成块状；将雪梨洗净去核，切成块状；将柠檬洗净，切成块状；

② 将准备好的胡萝卜、雪梨、柠檬和饮用水一起放入榨汁机榨汁。

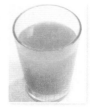

养生功效

　　胡萝卜中的 β–胡萝卜素是维生素 A 的来源，这种成分的合成使胡萝卜具有很强的抗氧化作用。

　　梨具有祛痰止咳、降血压、软化血管壁等功效，梨中含果胶丰富，有助于胃肠和消化功能，促进大便的排泄，增进食欲。

　　此款果汁能够抗氧化，清肠润肺。

贴 心 提 示

　　细小的胡萝卜含糖更多，味道更甜，口感也脆一些。其中，紫色胡萝卜含有番茄红素最多，营养价值最高；红色细胡萝卜的胡萝卜素和番茄红素也比较多，营养排名居第二；而橙黄色胡萝卜的口感和营养都差一些。

石榴香蕉山楂汁 ▶ 治疗腹泻和痢疾

原料

石榴
1个

香蕉
1根

无核山楂
4个

饮用水
200毫升

做法

❶将石榴去皮，取出果实；
❷剥去香蕉的皮，切成块状；
❸将山楂洗净，切成片；
❹将准备好的石榴、香蕉、山楂和饮
用水一起放入榨汁机榨汁。

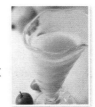

养生功效

　　石榴味酸，含有生物碱、熊果酸等，有明显的收
敛作用，能够涩肠止血，加之其具有良好的抑菌作用，
所以是治疗痢疾、泄泻、便血及遗精、脱肛等病症的
良品。石榴皮有明显的抑菌和收敛功能，能使肠黏膜
收敛，使肠黏膜的分泌物减少，所以能有效地治疗腹
泻、痢疾等症，对痢疾杆菌、大肠杆菌有较好的抑制
作用。此款果汁能够有效治疗腹泻、痢疾。

贴心提示

　　香蕉含有丰富的淀粉质，体胖的人要少吃。香
蕉的含钾量较高，患有肾炎或肾功能欠佳的人不宜
食用。

芒果苹果香蕉汁 ▶　温润肠道，帮助消化

原料

芒果　1个　　苹果　1个　　香蕉　1个　　饮用水　200毫升

做法

❶将芒果去皮去核切块；将苹果洗净去核切块；剥去香蕉的皮和果肉上的果络，切块；

❷将切好的芒果、苹果、香蕉和饮用水一起放入榨汁机榨汁。

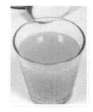

养生功效

芒果兼有桃、杏、李和苹果等的滋味，如盛夏吃上几个，能生津止渴，消暑舒神。

苹果性平味甘酸、微咸，具有生津润肺、止咳益脾、和胃降逆的功效。苹果富含的多种维生素能够有效促进食物的消化吸收。

芒果、香蕉、苹果，这三种水果都含有丰富的维生素C和纤维质，能促进代谢，净化肠道。

此款果汁能够润肠通便，排出毒素。

贴 心 提 示

蔬菜水果在食用之前，要注重清洗的方法，最好的方法是以流动的清水洗涤蔬菜，借助水的清洗及稀释能力，可把残留在蔬果表面上的部分农药去除。

菠萝圆白菜青苹果汁 ▶ 补充维生素

原料

菠萝
4片

圆白菜
2片

青苹果
1个

饮用水
200毫升

做法

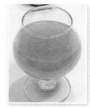

❶将菠萝洗净，切成块状；将圆白菜洗净切碎；将苹果洗净去核，切成块状；

❷将切好的菠萝、圆白菜、苹果和饮用水一起放入榨汁机榨汁。

养生功效

菠萝中的菠萝酵素是天然的分解蛋白质高手，还能溶解血管中的纤维蛋白及血栓，真正让身体做到由内而外的调节。也就是说食用菠萝不仅可以清洁肠道、帮助调节肤色，还有很强的分解油腻、减肥的作用。

苹果中含有一种叫苹果酚的多酚类物质，它具有抗氧化的作用，还能抑制黑色素酵素的产生。

此款果汁能够补充维生素，瘦身美白。

贴心提示

皮肤瘙痒性疾病、眼部充血患者忌食。圆白菜含有粗纤维量多，且质硬，故脾胃虚寒、泄泻以及脾弱者不宜多食。

柳橙苹果汁 ▶ 增强抵抗力

原料

柳橙
1个

苹果
1个

饮用水
200毫升

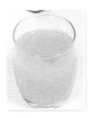

做法

❶ 将柳橙去皮，分开；
❷ 将苹果洗净去核，切成块状；
❸ 将准备好的柳橙、苹果和饮用水一起放入榨汁机榨汁。

养生功效

苹果性味甘、酸、平，无毒，为营养丰富的果类食物。苹果有安眠养神、补中焦、益心气、消食化积之特长。对消化不良、气壅不通症，榨汁服用，顺气消食。苹果能够使人们的神经更趋健全，内分泌功能更加合理，在促进皮肤的正常生理活动方面具有无法估量的益处。

此款果汁能够抗氧化，增强抵抗力。

贴心提示

面对多变的天气不小心着凉，有初期的感冒症状时，饮用富含维生素C的柳橙汁，除了能补充感冒时所需的维生素C外，也能让身体吸收果汁中的营养。

橙子柠檬汁 ▶　加速新陈代谢，调理气色

▼ **原料**

橙子　　　柠檬　　　饮用水
1 个 　　2 片 　　200 毫升

做法

❶将橙子去皮，切成块状；
❷将柠檬洗净，切成块状；
❸将切好的橙子、柠檬和饮用水一起
放入榨汁机榨汁。

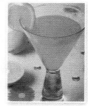

养生功效

　　柠檬在减肥、美容、利肝、轻泻、利胃、补身、
贫血，止血，治疗头痛、偏头痛方面均有效果。柠檬
酸具有防止、消除皮肤色素沉着的作用。如果经常使
用一些含铅的化妆品，时间久了对皮肤健康不利，容
易在皮肤上形成色素斑迹影响容颜。使用柠檬型润肤
霜或润肤膏，则可以有效地破坏铅素在皮肤上发生化
学反应，从而保持皮肤光洁细嫩。

　　此款果汁能够促进血液循环，改善肤质和气色。

贴心提示

　　将鲜柠檬两只，切碎用消毒纱布包扎成袋，放入
浴盆中浸泡 20 分钟；也可以用半汤匙柠檬油代之，
再放入温水至 38 ~ 40℃，进行沐浴，大约洗 10 分
钟，有助于清除汗液、异味、油脂，润泽全身肌肤。

杨桃汁▶ 缓解感冒引起的咽痛

原料

杨桃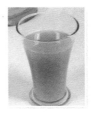
1 个

饮用水
200 毫升

做法

①将杨桃洗净，切成片，剔除子；
②将切好的杨桃和饮用水一起放入榨汁机榨汁。

养生功效

杨桃是对肠胃、呼吸系统疾病有一定辅助疗效。杨桃中含有对人体健康有益的多种成分，如碳水化合物、维生素A、维生素C，以及各种纤维质、酸素。杨桃的药用价值也很大，对口疮、慢性头痛、跌打伤肿痛的治疗有很好的功效。它含有的纤维质及酸素能解内脏积热，清燥润肠通大便，是肺、胃有热者最适宜食用的清热水果。另外，杨桃还是医治咽痛的能手。此款果汁能够治疗感冒引起的咽痛。

贴心提示

杨桃可以分为甜、酸两种类型，前者清甜爽脆，适宜鲜吃或加工成杨桃汁、罐头，无论鲜吃或加工，这种杨桃的品质、风味都是相当好的；后者俗称"三稔"，果实大而味酸且带有涩味，不适合鲜吃，多用做烹调配料或蜜饯原料。